河南省护理学会组织编写

健康中国 · **跟我学护理** · 全媒体科普丛书

总主编 宋葆云 孙 花

泌尿系统疾病防与护

主编 张玲玲
邢桃红

郑州大学出版社
· 郑 州 ·

图书在版编目(CIP)数据

泌尿系统疾病防与护 / 张玲玲,邢桃红主编. — 郑州:
郑州大学出版社,2020. 12

(健康中国·跟我学护理·全媒体科普丛书 / 宋葆云,
孙花总主编)

ISBN 978-7-5645-7203-7

Ⅰ. ①泌… Ⅱ. ①张…②邢… Ⅲ. ①泌尿系统疾病 –
防治 – 问题解答 Ⅳ. ①R69-44

中国版本图书馆 CIP 数据核字(2020)第 155011 号

泌尿系统疾病防与护

MINIAO XITONG JIBING FANG YU HU

策划编辑	李龙传	封面设计	曾耀东	
责任编辑	薛 晗	版式设计	曾耀东	
责任校对	陈文静	责任监制	凌 青	李瑞卿

出版发行	郑州大学出版社有限公司	地 址	郑州市大学路 40 号(450052)	
出版人	孙保营	网 址	http://www.zzup.cn	
经 销	全国新华书店	发行电话	0371-66966070	
印 刷	河南文华印务有限公司			
开 本	710 mm×1 010 mm 1 / 16			
印 张	10.5	字 数	161 千字	
版 次	2020 年 12 月第 1 版	印 次	2020 年 12 月第 1 次印刷	

书 号	ISBN 978-7-5645-7203-7	定 价	33.00 元	

本书如有印装质量问题,请与本社联系调换。

健康中国·跟我学护理·全媒体科普丛书

作者名单

丛书编写委员会

主　审　王　伟

总主编　宋葆云　孙　花

编　委　（以姓氏首字笔画为序）

于江琪　王　伟　王云霞　牛红艳
方慧玲　田　胜　冯英璞　兰　红
兰云霞　邢林波　成巧梅　刘　姝
刘延锦　孙　花　孙明明　孙淑玲
李秀霞　李拴荣　吴松梅　吴春华
宋葆云　张红梅　张林虹　张玲玲
周诗扬　周彩峰　姜会霞　黄换香

本册编写委员会

主　编　张玲玲　邢桃红

副主编　王青苗　周媛媛　王　燕　董　璠
吴　丹　罗冬平　王连竹　闫　妍
李艳丽

编　委　（以姓氏首字笔画为序）

王子文　王志航　王瑞可　朱晨迪
刘文洁　刘琳琳　许　璟　李　佳
李　楠　李剑梅　张　琪　张玉杰
张素梅　岳山山　周芳芳　胡灵利
郭　冉　韩林俐

组织单位

河南省护理学会

河南省护理学会健康教育专业委员会

创作、协作单位

河南科技大学第一附属医院

郑州大学第一附属医院

郑州大学附属洛阳中心医院

河南省中医药研究院附属医院

新乡医学院第一附属医院

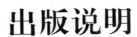

出版说明

　　健康是人的基本权利,是家庭幸福的基础,是社会和谐的象征,是国家文明的标志。党和国家把人民群众的健康放在优先发展的战略地位,提出"健康中国"战略目标,强调为人民群众提供公平可及的全方位、全周期的健康服务。这就要求护理人员顺应时代和人民群众的健康需求,以健康科普为切入点,加速促进护理服务从"以治疗为中心"转向"以健康为中心",精准对接人民群众全生命周期的健康科普、疾病预防、慢性病管理、老年养护等服务领域,为人民群众提供喜闻乐见的优秀护理科普作品,不断提高人民群众的健康素养及防病能力。这是时代赋予护理工作者神圣的使命和义不容辞的职责。

　　河南省护理学会健康教育专业委员会组织百余名护理专家,深耕细作,历时两年,编写这套"健康中国·跟我学护理·全媒体科普丛书",其作者大多是临床经验丰富的护理部主任、三级医院的护士长、科普经验丰富的优秀护师、护理学科的带头人。她们把多年的护理经验和对护理知识的深刻理解,转化为普通百姓最为关心、最需要了解的健康知识和护理知识点,采用"一问一答"的形式,全面解答了各个专科的常见病、多发病、慢性病的预防知识、安全用药、紧急救护、康复锻炼、自我管理过程中的护理问题。同时,对各个学科最新的检查和治疗方法做了介绍,以帮助和指导患者及其家属正确理解、选择、接纳医生的治疗建议。本丛书图文并茂,通俗易懂,紧跟时代需求,融入微视频,扫码可以观看讲解,通过手机可以分享,丰富了科普书创作形式,提升了科普作品的传播功能。丛书共有16个分册,3 000多个问题,800多个微视频,凝聚了众多护理专家的心血和智慧。

　　衷心希望,我们在繁忙的工作之余总结汇编的这些宝贵的护理经验能给广大读者更多的健康帮助和支持。让我们一起为自己、家人和人民群众的健康而努力。同时,也希望这套丛书能成为新入职护理人员、医护实习人员、基层医护人员和非专科护理人员开展健康科普的参考用书。让我们牢记医者使命,担当医者责任,弘扬健康理念,传播健康知识,提升全民健康素养,为健康中国而努力。

在此,特别感谢中华护理学会理事长吴欣娟教授为丛书作序。向参加丛书编写的所有护理专家团队及工作人员表示衷心的感谢,向河南省护理学会各位领导及健康教育专业委员会各位同仁给予的支持致以诚挚的谢意。衷心地感谢协作单位及制作视频的护理同仁为此工程付出的辛苦努力!

河南省护理学会健康教育专业委员会

2019 年 5 月

序

现代护理学赋予护士的根本任务是"促进健康,预防疾病,恢复健康,减轻痛苦"。通过护理干预手段将健康理念和健康知识普及更广泛的人群,促使人们自觉地采取有利于健康的行为,改善、维持和促进人类健康,是一代又一代护理人探索和努力的方向。

河南省护理学会组织百余名护理专家,深耕细作,历时两年,编写这套"健康中国·跟我学护理·全媒体科普丛书"。本套丛书共有 16 个分册,3 000 多个问题,800 多个微视频,全景式地解答了公众最为关心、最需要了解的健康问题和护理问题。丛书图文并茂,通俗易懂,采用"一问一答"的方式为广大读者答疑解惑,悉心可触,匠心可叹。丛书融入了生动的微视频,可以扫码收看讲解,可谓是一部可移动的"超级护理宝典",是全媒体时代创新传播的成功典范。

健康科普读物带给人们的不仅仅是健康的知识,更能让人们在阅读中潜移默化地建立起科学的健康行为方式,这是我们赋予健康科普书籍的最终意义。愿这套护理科普丛书的出版,能够为全国 400 多万护理同仁开启健康科普和科普创作的新征程,不忘初心,不负使命,聚集力量,加速护理服务精准对接人民群众全生命周期的健康科普、疾病预防、慢病管理、老年养护等服务领域需求,让健康科普成为常态化的护理行动,使其在护理工作中落地生根,让护士真正成为健康科普及健康促进的倡导者和践行者,为中国梦和人类的健康做出新的贡献!

在此,我谨代表中华护理学会向参加丛书编写的护理专家团队及工作人员表示衷心的感谢!向河南省医学会秘书长王伟对丛书编审工作给予的大力支持和专业指导致以诚挚谢意!

中华护理学会理事长 吴欣娟

2019 年 5 月

前　言

人体泌尿系统是机体内多余水分、电解质和代谢废物排泄的场所，同时也是人体维持生命活动的重要器官，具有"人体垃圾的运输线"之美誉。一旦"运输线"上任一环节出现故障，机体就会产生不适或痛苦，甚至引起疾病。所以，我们每个人都很爱护这条"运输线"，也惧怕运输线上出现问题，但是我们仅靠爱护和惧怕是不能改变现状的，只有拥有了防护知识和技能，才能够免受疾病的侵扰。为普及泌尿疾病防治知识，提升公众泌尿疾病的自我护理能力，我们编写了"健康中国·跟我学护理·全媒体科普丛书"之泌尿分册——《泌尿系统疾病防与护》。

本书列出泌尿系统疾病相关防护问题305个，以一问一答的形式介绍健康知识，对泌尿系统常见病、多发病，如肾小球肾炎、肾病综合征、尿毒症、尿路结石、小儿睾丸鞘膜积液、膀胱癌肿瘤、前列腺增生等疾病的发生原因、预防方法、护理措施、自我管理、饮食知识、用药护理、并发症的预防、紧急状况的救护等内容做了通俗翔实的介绍。本书定位为泌尿系统疾病患者自护及家属照护的参考用书，为大众护理科普读物。

在编写过程中，河南省护理学会领导及健康教育专业委员会的护理同仁对本书的编写给予了大力的支持，在此致以诚挚的谢意！

在编写过程中，承蒙河南科技大学第一附属医院肾病科郭志玲主任的专业指导及协作单位的大力支持，在此致以诚挚的谢意！

鉴于编者水平有限，本书在编写过程中，难免会出现这样或那样的不足，真诚希望各位专家批评指正。

编者
2020 年 6 月于郑州

目　录

5

一、泌尿系统疾病基础知识

（一）了解泌尿器官与功能

1. 泌尿系统由哪些器官组成？

泌尿系统是由肾脏、输尿管、膀胱和尿道组成。四者协同作用，共同完成机体产生和排出尿液的过程，但四者在此过程中又各司其职，其中主要的器官是肾脏，肾脏将多余的水、无机盐和尿素等从血液中分离出来形成尿液；输尿管把尿液运送到膀胱；膀胱暂时储存尿液；尿道排出尿液。

2. 健康肾脏是什么模样？（视频：您了解肾脏吗）

肾脏（kidney）是一对像蚕豆一样红褐色的器官，表面光滑，里面含有丰富的血液，体积因人而异，重量为 100～140 克，男性肾脏的体积和重量略大于同龄女性，左右肾各有一条输尿管，直接通往膀胱，膀胱下接尿道，通往体外。

您了解肾脏吗

3. 肾脏有什么功能？

肾脏具有很多功能，最主要的功能就是生成尿液和排泄尿素、肌酐、尿酸等代谢废物。

（1）生成尿液：据科学家测定，每分钟有 1.5 升左右的血液流经肾脏，血液进入肾小球后，数以万计的肾小球不停地对血液进行滤过和"净化"，形成原尿，经过肾小管时，99% 以上对人体有用的水和营养物质被重新吸收，仅有 1% 经过精细加工排出体外，成为终尿（图 1-1）。

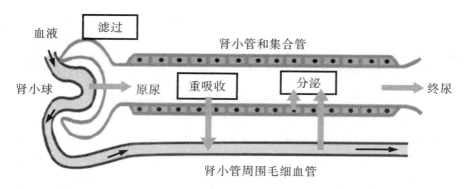

图1-1 尿生成的基本过程

（2）排泄代谢产物。

（3）维持体液平衡和体内酸碱平衡。

（4）内分泌功能。

4. 输尿管有什么特点?

输尿管是一对细长的管状器官,起自肾盂,终于膀胱,成人输尿管长25～30厘米,其管径平均0.5～1厘米。

输尿管分为3段:根据输尿管的位置和走行,可将输尿管分为3段,即腹段、盆段、壁内段。腹段为起始部至越过髂血管处的一段,盆段为越过髂血管处与膀胱壁之间的一段,壁内段为位于膀胱壁内的一段。

输尿管的3个生理性狭窄:第一个狭窄位于输尿管起始处,即肾盂与输尿管移行的部位(口径约2毫米);第二个狭窄位于小骨盆入口处,即越过髂血管处(口径约3毫米);第三个狭窄在膀胱壁内(口径1～2毫米)。这些狭窄是尿路结石常滞留的部位,当输尿管堵塞时,可引起剧烈绞痛及尿路梗阻等病症。

5. 膀胱有何功能?

膀胱是储尿的囊状器官,伸缩性很大,其大小、形状、位置以及壁的厚度根据尿液充盈程度、年龄大小和性别差异而有所不同。膀胱的平均容量,一般正常成人为300～500毫升,最大容量可达800毫升。新生儿容量约为成人的1/10,老年人因膀胱肌张力低而容量增大,女性的容量小于男性。

空虚的膀胱近似锥体形,可分为尖、底、体和颈四部。膀胱尖细小,朝向前上方。膀胱底朝后下方,呈三角形,其上外侧角有输尿管末端穿入膀胱壁内。膀胱尖和膀胱底之间的部分称膀胱体。膀胱的最下部称膀胱颈,在男性与前列腺相接,在女性与尿生殖膈相接。膀胱的出口称尿道内口,通尿道。膀胱各部之间无明显界限,当膀胱充盈时呈卵圆形。

6. 男性、女性尿道有什么不同?

男性、女性尿道的构造和功能不完全相同,男性尿道的功能除排尿外,还兼有排精功能。男性尿道起自膀胱尿道内口,终于阴茎头的尿道外口。女性尿道较男性尿道短而直,仅有排尿功能。由于女性尿道短直,所以女性较易引起尿路感染。

7. 男性生殖器由几部分组成?

男性生殖系统包括内生殖器和外生殖器两个部分。内生殖器由生殖腺、生殖管道和附属腺组成,外生殖器则以两性交接的器官为主(图1-2)。

男性的生殖腺是睾丸,精子由睾丸产生后先储存于附睾内,当射精时经输精管、射精管和尿道排出体外。附属腺的分泌液与精子共同组成精液,供给精子营养,有利于精子的活动。男性外生殖器为阴囊和阴茎,阴囊容纳睾丸和附睾,阴茎是男性的性交器官。

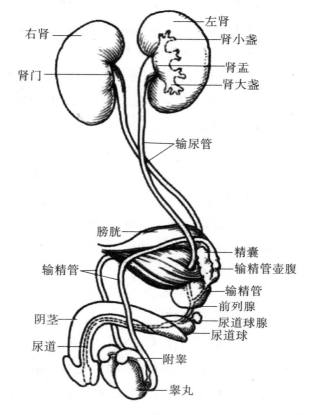

图 1-2　男性泌尿生殖系统

8. 睾丸和附睾有什么不同?

睾丸位于阴囊内,左、右各一,它是产生精子和分泌雄激素的器官;一般左侧略低于右侧 1 厘米。其上端和后缘有附睾头贴附。

附睾呈新月形,紧贴睾丸的上端和后缘。附睾为暂时储存精子的器官,其分泌的附睾液给精子提供营养,促进精子进一步成熟。附睾为结核的好发部位,在病变部位常出现硬结。

9. 前列腺有哪些作用?

前列腺为不成对的实质性器官,位于膀胱与尿生殖膈之间,包绕尿道起始部,其大小和形状均似前后稍扁的栗子。前列腺上端宽大,下端尖细,可分为底、体、尖3部分。体的后面平坦,紧贴直肠,正中有一纵行浅沟,称前列腺沟。活体直肠指诊可触及前列腺及前列腺沟,患前列腺增生时此沟消失。男性尿道经前列腺实质前部向下穿行,射精管和前列腺的排泄管均开口于尿道前列腺部的后壁。小儿前列腺甚小,腺组织未发育,性成熟期腺组织迅速增长。老年以后腺组织逐渐退化,结缔组织增生,常形成前列腺肥大,可压迫尿道,引起排尿困难。

10. 身体出现哪些症状提示肾脏有了问题?

肾脏是人体调节水、电解质和酸碱平衡稳定的重要器官,当肾脏出现问题时通常会通过以下身体异常症状表现出来。

(1)水肿:肾脏疾病最常见的临床表现,大多呈全身性。

(2)高血压:对没有高血压家族史的年轻人,如果血压升高,应高度怀疑是否患有肾脏病。

(3)尿液异常:①少尿或无尿,成人24小时尿量少于400毫升为少尿,少于100毫升为无尿。②多尿及夜尿增多,每昼夜尿量超过2 500毫升为多尿,夜间排尿次数增多且夜间尿量多于日间尿量为夜尿增多。③尿频,小便次数增多,但每次的尿量却很少。④血尿,分为肉眼血尿和镜下血尿,肉眼血尿多见于急性膀胱炎、膀胱结石、泌尿系肿瘤等疾病;镜下血尿多数是肾小球疾病引起的。⑤蛋白尿,我们会看到尿中泡沫增多且长久不消失,这是因为尿中含有大量蛋白。

蛋白尿

(4)腰痛:①肾绞痛多见于肾盂结石或输尿管结石;②腰痛伴发热,肾区有叩痛,尿检中白细胞增多,尿培养有细菌生长,多见于急性肾盂肾炎;③肾小球疾病时多数患者只有腰部隐痛或仅有腰酸。

(5)其他:如出现精神萎靡、食欲缺乏、肢软乏力、视力下降、面色苍白、贫血等。

11. 肾脏患病前有征兆吗? 如何警惕?

肾脏患病前是有征兆的,日常生活中应警惕肾脏疾病的10个征兆:吃饭喜欢咸、小便带泡沫、工作易疲惫、四肢没有劲、时常腰背痛、食欲有减退、夜间尿量多、血压稍偏高、眼睑常水肿、面色稍泛黄。

12. 水肿就一定是得了肾脏病吗?

水肿是指人体组织间隙有太多的液体集聚,使组织肿胀。肾脏是机体排出水、钠的主要器官,当肾脏出现问题时,水、钠排出减少,导致水、钠潴留,从而引起水肿。还有一些是由大量蛋白尿导致血浆蛋白过低所致。水肿是肾脏疾病临床表现的一种,但并不是所有的水肿都是肾脏病引起的。

水肿

肾脏病水肿常称为肾性水肿,它的特点是首先发生在组织疏松部位,比如眼睑、颜面部,慢慢延伸至双下肢,甚至全身,严重者可出现胸腔积液、腹腔积液。

肾性水肿的特点是松软且容易移动,呈指凹性,即用手指按压水肿皮肤10 秒,按压部位可出现凹陷。并且在水肿出现的同时还会出现其他肾脏病的表现,如尿液异常、高血压或者其他全身症状等。

13. 哪些人更容易患肾脏疾病?

肾脏疾病不是所有人都会患上的,伴发其他疾病或有某些不良生活方式的人更易患,这部分人群称为高危人群。

肾脏疾病的高危人群有老年人、高血压患者、高脂血症患者、糖尿病患者、痛风患者、家族中有慢性肾脏病的人、自身免疫性疾病患者、病毒性肝炎患者等。

14. 如何保护好肾脏?(视频:保护肾脏的 10 个好习惯)

保护肾脏
的 10 个
好习惯

肾脏是人体重要的器官,一旦受到损害,人体就会产生不适甚至引起疾病,所以我们每一个人都应该注意保护它。其实保护肾脏并不难,生活中请您注意以下几点。

(1)减少盐的摄入:饮食不宜咸,因为高盐饮食,会增加肾脏负担。

(2)平衡膳食:少食高蛋白食物,因为高蛋白食物含有大量的动植物蛋白质,其最后的代谢产物——尿酸及尿素氮会增加肾脏负担,故吃适量蛋白质,多吃新鲜蔬菜、水果,增加膳食纤维。

（3）多饮水、不憋尿：多饮水可以"冲刷"尿路，协助排出代谢废物，减轻肾脏负担。

（4）避免滥用药物：多种药物、一些补药、化妆品等均可导致肾脏损害。用药时慎用氨基糖苷类药物，如卡那霉素、链霉素等，此类药物具有肾毒性。

（5）活动与锻炼：坚持每天体力活动和体育锻炼，控制体重。

（6）戒烟限酒：生活中应不吸烟或少吸烟，饮酒要限量，避免酗酒，以减少对肾脏的不良刺激。

（7）预防感染：当喉部、扁桃腺等有炎症时，需立即在医生指导下采用抗生素彻底治疗，因为呼吸道的链球菌感染易诱发肾脏疾病，尤其是小朋友更需要注意。

（8）避免熬夜和劳累：合理安排工作和休息时间，减少超限度的体力和脑力劳动，劳累和熬夜使肾脏不能得到休息，容易造成肾脏损害。

（9）控制"三高"和痛风：高血压、高血糖、高血脂称为"三高症"，患有"三高症"、贫血和痛风的人群肾脏损害的风险大，临床上称为肾脏病高危人群。这类人群应注意控制疾病指标，建立良好的生活方式，在医师指导下坚持药物治疗，尽量将指标维持在正常水平，至少每半年1次检测尿常规、尿微量白蛋白及肾功能，以便发现早期肾损害。

（10）定期体检：正常人群，每年进行1次身体体检，及时发现身体不适或疾病，做到早发现、早治疗。有肾脏病家族史者体检间隔时间应适当缩短，因为此类人群发病风险相对较高。妇女怀孕前最好检查有无肾脏病。

（郭 冉 李 楠 王青苗 刘琳琳 李艳丽 韩林俐）

（二）泌尿系统疾病相关检查

1. 泌尿系统疾病为什么要做尿液检查？

人体泌尿系统一旦患了疾病，尿液会发生一些改变，通过尿液检查可以发现人体是否患了疾病，同时还能检查出疾病的类型和严重程度。尿液检查前应该按照检查的项目留取不同的尿液，留取检查的尿液称为尿标本。

2. 什么是尿常规检查？如何留取尿标本？（视频：尿常规标本留取方法）

尿常规检查是泌尿系统最常用的检查,广泛用于体检和肾脏疾病的初步筛查。主要目的是测定尿酸碱度、尿比重、尿胆原、隐血、尿白细胞、尿蛋白、尿糖、胆红素、酮体、尿红细胞、尿液颜色等。

尿常规标本留取方法

尿常规检查

留取方法:①留取任何时段新鲜尿液的中段尿液,即排尿时先排出一部分尿液后,留取中间部分尿液;最好是留取晨尿,即清晨起床后第一次的尿液,未进食、进水和运动之前留取,晨尿在膀胱内存留时间长,无食物因素干扰,各种成分浓缩,有利于有形成分检出。②留取的量不能少于 10 毫升,容器清洁干燥。③注意事项,会阴部清洁,女性避开月经期。④送检时间,标本从留取到送检,夏天不应超过 1 小时,冬天不应超过 2 小时。

3. 尿蛋白检查有哪些项目？如何留取尿标本？

尿蛋白检查包括尿微量白蛋白测定、尿蛋白与肌酐比值、尿蛋白电泳、24 小时尿定量检查。

尿微量白蛋白测定:用于糖尿病肾病前期的初步筛查,尿标本的留取方法同尿常规检查。

尿蛋白与肌酐比值:判断早期肾脏损害的敏感指标,留取尿标本很简单,留取随机尿即可。

尿蛋白电泳:其检查目的是大致推断尿蛋白的来源,留取晨尿,即清晨起床后,未进食水和做运动之前排出的尿液。

4. 如何留取 24 小时尿标本？（视频：24 小时尿标本留取方法）

24 小时尿标本留取方法

24 小时尿定量检查用于检测 24 小时尿蛋白总量,在正常进食水情况下留取 24 小时尿液,测定其蛋白含量,留取尿标本时应注意以下几点。

（1）准备用品:清洁塑料桶或壶（容量 3 000 毫升以上,需有盖子）、防腐剂（向检验科室索取倒入桶内）。

（2）留尿过程:选择好留尿开始的时间,如早晨 7 点,无论是否有尿意,必须排尿 1 次，将这次尿液丢弃（即不要装在桶里），但此后 24 小时内排出的所有尿液，均要装到塑料桶中。第二天早晨 7 点，无论自己是否有明显尿意，均要排尿 1 次，将排出的尿液装到塑料桶中。此时，24 小时尿液已收集完毕，及时送检验科化验。

（3）注意事项：①在收集尿液期间，不要进行激烈活动，避免过度劳累，女性患者应避开月经期。②和平时一样饮食饮水，避免吃过多的肉，也无须刻意大量饮水来增加排尿。③首尾 2 次尿液的处理最关键，建议定好闹钟提醒结束时间。④测量 24 小时尿总量，应保证尽可能精确，切勿随意估计。如测量有困难，则可携带全部尿样到医院测量。

5. 尿红细胞形态分析是什么？ 如何留取尿标本？

检查目的：检测尿中红细胞的来源，用于判断肾源性或非肾源性疾病。肾源性的如肾小球肾炎；非肾源性的如尿路结石、结核、肿瘤等疾病（图 1-3、图 1-4）。

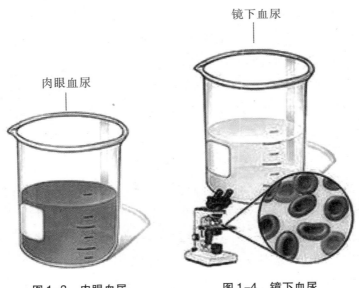

图 1-3　肉眼血尿　　　　　　图 1-4　镜下血尿

留取方法：留取晨尿，即清晨起床后，未进食进水和运动之前排出的尿液。

6. 尿培养是检查什么的? 怎么留取尿标本?

检查目的:判断尿中有无细菌生长,何种细菌,为治疗提供依据。

留取方法:留取中段尿,最好在使用抗生素药物之前留取标本,首先用清水清洗外阴部,防止污染尿液标本,然后排尿,弃去前段及后段,将中间的一段留取到无菌容器中,加盖送检。

7. 为什么要做尿细胞学检查?

尿细胞学检查是用于膀胱肿瘤的筛选或肿瘤术后的随访,可发现尿路上皮移行细胞肿瘤,膀胱原位癌阳性率高。应留取新鲜尿液标本做涂片检查。

8. 常用肾功能检查有哪些?

肾功能是指肾脏具有的排泄体内代谢废物,维持体内钠、钾、钙等电解质的稳定及酸碱平衡的功能,临床上常用一些检查来检测人体肾功能情况,常用的检查项目包括血肌酐、血尿素氮、血及尿微球蛋白、尿白蛋白、尿免疫球蛋白 G、尿分泌型免疫球蛋白 A 等。

(1)尿比重:是判断肾功能最简便的方法。正常尿比重 1.010 ~ 1.030,肾功能受损时,肾浓缩功能减弱,尿比重降低。尿比重固定或接近1.010 时,提示肾功能严重受损。

(2)血肌酐和血尿素氮:用于判断肾功能。二者均为蛋白质代谢产物,主要经肾小球滤过排出。当肾实质损害时,体内蛋白质产物潴留,血肌酐和血尿素氮增高,其增高程度与肾损害程度成正比,故可用于判断病情和预后。

(3)内生肌酐清除率:指肾在单位时间内,将若干毫升血浆中的内生肌酐全部清除出体外的比率,是反映肾小球滤过率简便有效的方法。24 小时内生肌酐清除率正常为每分钟 90 ~ 120 毫升。

(4)放射性核素检查(radionuclide imaging):是将放射性核素或放射性药物引入体内作放射源,通过信息采集、计算机处理,重建图像,显示"靶器官"的血流动态功能变化及各断面的影像。

9. 什么是尿儿茶酚胺、香草扁桃酸测定?

香草扁桃酸(VMA)是肾上腺素和去甲肾上腺素的代谢产物,由尿液排泄。嗜铬细胞瘤患者尿儿茶酚胺和 VWA 水平升高,常用于嗜铬细胞瘤诊断。收集尿标本前应停止服用所用药物。收集尿标本的方法同 24 小时尿定量。

10. 什么是血浆醛固酮测定和血浆肾素测定?

醛固酮分泌呈间歇性节律,受体位和钠摄入量的影响,立位及低钠时增高。原发性醛固酮增多症(简称原醛症)表现为血浆和尿醛固酮明显增高。

原发性醛固酮增多症血浆肾素降低,立位无分泌增加反应;继发性醛固酮增多症血浆肾素水平升高。醛固酮与肾素比值越大,越支持原醛症诊断。

此两项检查主要用于醛固酮增多症患者的诊断与鉴别诊断。

11. 前列腺液检查有哪些注意事项?

患者取膝胸位或腰部下弯站立位,直肠指诊时示指在直肠前壁触及前列腺。从两侧左右对称向中央沟方向用力按摩,再从前列腺底至尖部按摩 3~4 次。用手指在会阴部压挤球部尿道,可见前列腺液从尿道口滴出。若无分泌物滴出,令患者排少量尿液离心后检查也可作为参考。急性前列腺炎或前列腺结核不宜按摩。

12. 前列腺特异性抗原检查应注意什么?

前列腺特异性抗原(PSA)检查受前列腺按摩、直肠指检、膀胱镜检查、导尿等操作的影响,因此,应在前列腺按摩后 1 周,直肠指检、膀胱镜检查、导尿等操作 48 小时后,射精 24 小时后,前列腺穿刺 1 个月后进行。且无急性前列腺炎、尿潴留等疾病。

13. 精液检查有哪些注意事项? 正常精液检查结果是什么?

采集精液标本前一般应禁欲 5~7 天,采集方法最好是让患者来实验室由本人手淫采取。如有困难可用取精器采集。禁止用性交中断的方法或用避孕套来采集精液。采集后在实验室存放或转送过程中,其温度应保持在 25 ~ 35 ℃,若低于 20 ℃或高于 35 ℃则影响精子活力。在冬季转送标本时最好放在内衣口袋内,并应防止瓶子倒置。

精液常规检查包括精液外观、液化情况、数量、精子计数、死精子及畸形精子百分比、精子活动度等。正常精液呈灰白色,久未排精者呈淡黄色,中等黏稠,30 分钟后完全液化;量 2 ~ 6 毫升,pH 值为 7.2 ~ 8.0;精子密度$>20 \times 10^6$/毫升,总精子数$>40 \times 10^6$。

14. 泌尿系统疾病常见的 X 射线检查有哪些?

(1)尿路平片(KUB):可显示肾轮廓、位置、大小、腰大肌阴影。KUB 最常用于泌尿系统结石的检查。孕妇忌做 KUB 检查。摄片前应做肠道准备,主要包括检查前 1 日少渣饮食,检查前 1 日晚服缓泻剂,以清除肠道内的气体和粪便,确保平片质量。

(2)静脉尿路造影(IVU):又称排泄性尿路造影,从静脉注射有机碘造影剂,分别于注射后 5、15、30、45 分钟摄片。IVU 能显示尿路形态,有无扩张、推移、受压和充盈缺损等,同时可了解双侧肾功能。肾功能良好者 5 分钟即显影,10 分钟后显示双侧肾、输尿管和部分充盈的膀胱。

1)禁忌证:①妊娠;②严重肝、肾、心血管疾病和甲状腺功能亢进者;③造影剂过敏者。

2)注意事项:①肠道准备,为获得清晰的显影,在造影前日应口服缓泄剂排空肠道,以免粪块或肠内积气影响显影效果;②禁食、禁饮 6 ~ 12 小时,使尿液浓缩,增加尿路造影剂浓度,使显影更加清晰;③做碘过敏试验,对离子型造影剂过敏者,可用非离子型造影剂。

(3)逆行肾盂造影(RP):经尿道、膀胱行输尿管插管,经插管注入有机碘造影剂,能清晰显示肾盂和输尿管形态;亦可注入空气作为阴性对照,有助于判断透光结石。

1)适应证:适用于排泄性尿路造影显影不清晰或禁忌者。

2)禁忌证:急性尿路感染及尿道狭窄。

3)注意事项:造影前应做肠道准备;操作中应动作轻柔,严格无菌操作,避免损伤。

(4)膀胱造影:将导尿管置入膀胱后注入造影剂,可显示膀胱形态及其病变如损伤、畸形、瘘管、神经源性膀胱及膀胱肿瘤。排泄性膀胱尿道造影可显示膀胱输尿管回流情况及尿道病变。

(5)血管造影:方法主要有直接穿刺、经皮动脉穿刺插管、选择性肾动脉造影、静脉造影以及数字减影血管造影(DSA)等方法。

1)适应证:适用于肾血管疾病、肾损伤、肾实质肿瘤等。DSA 能清晰显示血管,包括肾实质内 1 毫米直径的血管,可发现肾实质内小动脉瘤及动静脉畸形等血管异常。

2)禁忌证:有出血倾向者;其他同排泄性尿路造影的禁忌证。

3)护理:①造影前做碘过敏试验;②造影后穿刺局部加压包扎,平卧24 小时;③造影后注意观察足背动脉搏动、皮肤温度、皮肤颜色、感觉和运动情况;④造影后鼓励患者多饮水以促进造影剂的排泄。

15. 哪些泌尿系统疾病需要做 CT 及 MRI 检查?

CT 主要有平扫和增强扫描 2 种检查方法。适用于鉴别肾囊肿和肾实质性病变,确定肾损伤范围和程度,肾上腺、肾、膀胱、前列腺等部位肿瘤的诊断与分期,也可显示腹部和盆腔转移的淋巴结、静脉内癌栓。

MRI 能显示被检查器官的功能和结构,并可显示脏器血流灌注情况。对分辨肾肿瘤的良、恶性,判定膀胱肿瘤浸润膀胱壁深度、前列腺癌分期,可提供较 CT 更为可靠的依据。体内有起搏器或金属植入物的患者不能做MRI 检查。磁共振血管成像(MRA)能较好地显示肾动脉,适用于肾动脉瘤、肾动脉狭窄、肾静脉血栓形成、肾动静脉瘘、肾癌分期、肾移植术后血管情况等的判定。磁共振尿路成像(MRU)无须造影剂和插管即能显示肾盏、肾盂、输尿管的结构和形态,是了解上尿路梗阻的无创性检查。

16. 超声检查能诊断泌尿系统疾病吗?

超声检查广泛应用于泌尿系统疾病的筛选、诊断和随访。超声检查方便、无创伤、临床上可用于确定肾肿块性质、结石和肾积水;测定残余尿、测量前列腺体积等;亦应用于检查阴囊肿块以判断囊肿或实质性肿块。多普勒超声仪可显示血管内血流情况,确定动静脉走向,诊断肾血管疾病、睾丸扭转、肾移植排斥反应等。在超声引导下,可行穿刺、引流及活检等。

17. 什么是泌尿放射性核素检查?

泌尿放射性核素检查是通过体内器官对放射性示踪剂的吸收、分泌和排泄过程而显示其形态和功能。可提供功能方面的定量数据,有助于疾病的诊断、治疗评价和随访。

(1)肾图:是一种半定量或定量的分侧肾功能试验,反映尿路通畅及尿排出速率情况。

(2)肾显像:能显示肾形态、大小及有无占位病变,可了解肾功能、测定肾小球滤过率和有效肾血流量。分静态和动态显像 2 种。①静态显像仅显示核素在肾内的分布图像;②动态显像显示肾吸收、浓集和排泄的全过程。

(3)肾上腺显像:对肾上腺疾病(如嗜铬细胞瘤)有诊断价值。

(4)阴囊显像:放射性核素血流检查可判断睾丸的存活及其能力,并可与对侧的血流灌注相比较,用于确诊睾丸扭转或精索内静脉曲张等。

(5)骨显像:可显示全身骨骼系统有无肿瘤转移,如肾癌、前列腺癌骨转移。

18. 什么是尿动力学检查?

尿动力学检查是利用流体力学和生理学原理和方法,检查尿液经肾盂、输尿管、膀胱、尿道排出体外的动态过程。主要用于对尿液输送和各种储尿、排尿障碍性疾患做定量的客观诊断。

19. 什么是膀胱镜检查? 主要检查哪些疾病?

膀胱镜检查又称膀胱尿道镜检查,是指在麻醉状态下,将膀胱镜经尿道插入膀胱内,通过显示屏了解膀胱内是否有结石、肿瘤、炎症及其他情况。

检查的适应证包括：①观察后尿道及膀胱病变；②取活体组织做病理检查；③输尿管插管做逆行肾盂造影或收集双侧肾盂尿标本送检，也可放置输尿管支架管做内引流或进行输尿管取石术；④早期膀胱肿瘤电灼、电切，膀胱碎石、取石、钳取异物。禁忌证包括：①尿道狭窄；②急性膀胱炎；③膀胱容量小于50毫升。

20. 哪些泌尿疾病需要做输尿管镜和肾镜检查？

在全麻下，将输尿管镜经尿道、膀胱置入输尿管和肾盂。肾镜通过经皮肾造瘘进入肾盂。适应证包括：①直接窥查输尿管、肾盂内有无病变；②诊断上尿路梗阻、输尿管喷血的病因；③治疗，如直视下取石、碎石，切除或电灼肿瘤；④取活体组织做病理学检查。禁忌证包括：①未纠正的全身出血性疾病；②严重的心肺功能不全；③未控制的泌尿系统感染、病变以及下输尿管梗阻；④其他禁忌做膀胱镜检查者。

21. 什么是经皮肾活检？

经皮肾穿刺活检术简称经皮肾活检，是在 B 超引导下用穿刺针（直径约1.5 毫米）经皮肤穿刺进入肾脏，取出长 1 厘米左右肾组织来诊断肾脏疾病的方法，有助于疾病的诊断（图 1-5）和肾脏病的严重程度、病理类型进行分类，以决定恰当的治疗方案；有助于判定疾病的预后。以下情况需要做肾活检：①原因不明的血尿、蛋白尿；②肾病综合征；③急性肾小管及间质性病变；④原因不明的急性肾功能衰竭；⑤判断移植肾是否排异；⑥全身疾患累及肾脏，如系统性红斑狼疮、过敏性紫癜等。

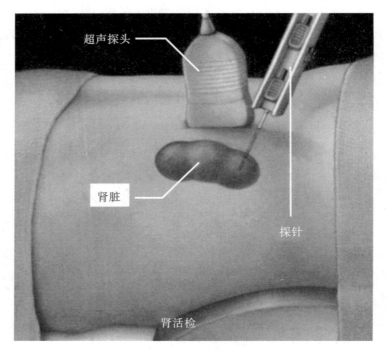

超声探头

肾脏

探针

肾活检

图1-5　肾活检

22. 肾活检术需要注意什么?（视频:肾活检术后患者的护理）

肾活检术
后患者的
护理

肾活检术虽然是一项简单的检查,但毕竟是一个创伤性的手术。所以术前、术后需要注意以下几点:①物品准备,术前需要准备好水杯、吸管、便盆或小便壶、腹带等。②术前做屏气训练,深呼吸,吸气停留30秒后再呼出。③术后注意事项,肾活检术手术后要卧床休息4小时,严禁翻身和下床,4小时后视病情可自行翻身,尽量减少躯体的移动,避免出血;注意有无腰痛等不适,无水肿者术后适当饮水促排尿;术后24小时内大小便均在床上完成,不可下床,注意观察小便颜色和性状;24小时后可下地逐渐活动,避免弯腰或腰部受力的活动,术后2周内避免剧烈活动,如跑步、跳跃等。

23. 哪些人需要做前列腺活检? 术后应注意什么?

一般来说,有以下情况医生会建议做前列腺活检:①性质不明的前列腺肿块;②前列腺特异性抗原和前列腺酸性磷酸酶明显升高者;③临床怀疑前列腺有恶变者;④前列腺肿瘤的分期、分级。

穿刺术后可能发生血尿、直肠出血、感染、尿潴留等情况,少数还可能引起膀胱损伤。所以要注意观察有无以上情况的发生。

24. 哪些人需要做睾丸活检? 术后注意什么?

以下情况需要做睾丸活检:①男性不育症的无精或少精者;②用于鉴别生殖道阻塞或睾丸生精障碍的无精子症;③性质待定的睾丸肿块。

术后需要注意:①卧床休息 24 小时;②阴囊托固定,注意阴囊切口渗血情况及有无阴囊血肿;③应用抗生素预防感染。

（郭　冉　李　楠　王青苗　刘文洁　张玲玲　李艳丽　韩林俐）

二、肾脏疾病

（一）肾小球肾炎

1. 肾小球肾炎是肾脏发炎了吗？

发炎是身体感染了病原微生物出现的炎症反应，但肾小球肾炎不是通常意义所说的发炎，而是由自身免疫反应产生的炎症导致肾小球的损伤，引起血尿、蛋白尿、水肿及高血压等临床症状，因此并不是肾脏"发炎"了。

2. 为什么会得肾小球肾炎？

肾小球肾炎病因复杂，目前认为主要有以下几个方面。

（1）感染：机体感染了细菌或其他病原微生物，如病毒、支原体、衣原体、真菌、寄生虫等会引起肾小球肾炎。

（2）自身免疫性疾病：如系统性红斑狼疮和过敏性紫癜、血管炎等疾病会引起肾小球肾炎。

（3）药物：应用了一些药物，如解热镇痛药、造影剂、含马兜铃酸中药、某些抗生素等。

（4）遗传：有些肾小球肾炎与遗传有关，是基因突变而产生的疾病。

3. 肾小球肾炎需要做哪些检查？

进行一些检查可以确定是否患了肾小球肾炎，同时也可以判断病情的严重程度，以利于医生的诊断和治疗。常用的检查包括以下方面。

（1）尿液检查：通过尿常规可用于初步观察尿蛋白、潜血、白细胞、管型、细菌、酸碱度和比重等。尿相差显微镜观察红细胞的形态，用于确定血尿是否来源于肾脏。24 小时尿定量有助于判断蛋白尿的多少。

（2）B 超检查：泌尿系统 B 超观察肾脏大小有助于判断肾病的进程；胸片和超声学方面检查有助于发现胸水和腹水等。

（3）肾穿刺活检：为有创伤的检查，但是对于肾小球肾炎的诊治和预后判断均十分重要。

4. 肾小球肾炎会发展为尿毒症吗？

大多数原发性肾小球肾炎，如果早发现、早诊断、给予规范治疗，可使尿蛋白、尿潜血等指标趋于正常，疾病可得到控制。

如果是伴有高血压、高血糖、高血脂、高尿酸的肾小球肾炎，会加速肾脏病进展，需严格遵医嘱用药，及时复查，严密监测各项指标，可使病情趋于稳定。因此患了肾小球肾炎一定要到正规医院，在医生指导下规范用药，学会自我管理，确保得到及时有效的治疗，疾病才可以得到控制。但是，如果存在侥幸心理，听信偏方，将会延误病情，失去治疗时机，后期会出现不同程度的肾功能减退，最终将发展为尿毒症。

5. 怎样护理肾小球肾炎患者？（视频：怎样护理肾小球肾炎患者）

患了肾小球肾炎后，除了遵照医生的治疗方案需按时用药外，护理方面还应该注意以下几点。

怎样护理
肾小球肾
炎患者

（1）饮食方面："低盐优蛋白"饮食。①低盐，指每天盐的量控制在 3 ~ 4 克。这是个什么概念呢？一个去掉胶垫的啤酒瓶盖能盛放盐的量大约就是 6 克，平啤酒盖上沿，而不是堆得冒尖的状态。另外要少吃含盐较多的食物如榨菜、泡菜、酸菜、梅干菜、火腿、熏肉、腊肉、香肠、咸蛋、皮蛋等；少用含盐多的调味品如味精、酱油、肉酱、豆腐乳以及含有隐形盐的加工食品如苏打饼干、方便面、蜜饯等。②优质蛋白，指人体吸收利用率高的蛋白，如瘦肉、牛奶、蛋清等。

（2）休息与活动：生活中注意休息，适量活动，避免劳累。

（3）预防感染：尤其是上呼吸道感染，会引起肾炎复发或加重。

（4）禁用肾毒性药物：如抗生素类头孢霉素、万古霉素、磺胺类药物；消炎痛、布洛芬、利福平和肿瘤化疗药。如到医院就医，请告知大夫自己患有慢性肾炎，从而避免使用对肾脏有损伤的药物。

（5）自我管理：定期进行复查，监测血压、水肿及肾功能的变化，有任何不适请及时与主管医生联系。

6. 肾小球肾炎会遗传吗？

大多数肾小球肾炎是不具有遗传性的，但是奥尔波特（Alport）综合征和薄基底膜肾病具有遗传基因，能遗传给后代，基因突变的发生率约为1/10 000～1/5 000。肾炎患者要正确认识遗传问题，不要盲目担心。

7. 患了肾小球肾炎能怀孕吗？

很多患了肾小球肾炎的年轻女性都会问同样的问题，我还能当妈妈吗？我还能怀孕生宝宝吗？能否怀孕，需要医生根据疾病类型及严重程度来判断，若病情允许怀孕，在怀孕期间仍需要产科和肾脏内科医生的共同监护，如果是怀孕后又患上了肾小球肾炎，应根据肾炎的病情以及肾功能状况，来决定是否可以继续怀孕。

8. 肾小球肾炎与高血压有关系吗？

肾小球肾炎的患者可有不同程度高血压，长期的高血压会加速疾病进展，因此控制血压尤为重要。

控制血压最主要是遵医嘱按时按量服用降压药，切勿私自停药、减药，以免引起血压波动，服药期间需每天定时监测血压。

除了服用降压药外，还需严格控制盐的摄入，盐摄入过多会引起水肿和血压升高。另外，通过减轻体重、控制饮食、戒烟限酒、适当运动、减轻精神压力这些生活方式的改变也可更好控制血压。

（二）肾病综合征

1. 肾病综合征是什么病？

肾病综合征不是一个疾病名称，它和"发热""贫血"等一样，不作为疾病的最后诊断。而是由多种肾脏疾病引起的具有以下共同临床表现的一组综合征。肾病综合征主要有以下特征。

（1）蛋白尿：尿液中含有蛋白即称为蛋白尿。健康人没有蛋白尿，患了肾病综合征会排出大量蛋白尿，每天尿蛋白总量>3.5克，这是肾病综合征最主要的临床表现。患者会在排尿时发现尿中泡沫较多，且不易消散，尿常规的化验提示尿蛋白为阳性。

（2）低蛋白血症：肾病综合征时大量白蛋白从尿中丢失，血液里的白蛋白就少了，血液化验血浆白蛋白会出现不同程度降低，即称为低蛋白血症。

（3）水肿：患者会出现面部、下肢甚至全身不同程度的水肿。

（4）高脂血症：肾病综合征血液化验常常提示血浆总胆固醇和低密度脂蛋白的明显升高，也就是通常听说的"血脂稠"。

2. 肾病综合征能治好吗？

肾病综合征有很多类型，患病早期可以通过肾活检确诊类型，根据类型进行规范治疗，一部分患者可以达到临床治愈。如果治疗不及时或不规范，常反复发作，迁延不愈，可能会导致肾功能衰竭。因此患了肾病综合征不要害怕，积极配合治疗并且注意避免劳累、预防感染，还是有希望完全治愈的。

3. 患了肾病综合征为什么要做肾活检？

由于肾病综合征的类型较多，各个类型的临床表现与肾脏的组织学改变并不完全一致，治疗方案也大相径庭，为了确定它的病理类型，为治疗方案提供依据，判断疾病的预后，这就需要做肾穿刺活检术。肾活检是诊断肾病综合征的"金标准"。

4. 肾病综合征一定要用激素吗?

患了肾病综合征用不用激素,首先要看肾穿刺活检的病理结果,有些病理类型适宜用激素,有些病理类型不适宜用;即使是适宜用激素的类型也要看是否存在激素禁忌证。

5. 长期服用激素需要注意什么?

激素是一把双刃剑,既有很好的治疗效果,也有很多副作用,那么长期服用激素的患者需要注意什么呢?

(1)使用激素的患者更容易发生感染,平常要注意避免到人群密集、空气污浊的公共场合,预防感冒,注意个人卫生,贴身衣物勤换勤洗。

(2)自行快速减药或停药会导致疾病复发,一定要谨遵医嘱,记得定期复查的重要性!

(3)部分患者还会出现骨质疏松,需要适量补充钙剂及活性维生素 D 进行预防。

(4)由于激素对脂肪的影响,患者通常会脸庞很大,称为满月脸;颈后及背部会有脂肪堆积,称为水牛背;这种肥胖会随着药物的减量和停用而逐渐消失,不能因为爱美而停用药物哦。

6. 肾病综合征患者怎样自我护理?(视频:肾病综合征患者的自我护理)

肾病综合征患者的自我护理

患了肾病综合征,除了遵照医生的治疗方案按时用药外,患者自我护理对疾病的恢复也会起到非常重要的作用。自我护理应该注意以下几方面。

(1)饮食护理:易消化、清淡饮食。①低脂,限制动物脂肪的摄入,选择富含不饱和脂肪酸食物(如鱼油)及植物油(豆油、菜籽油、香油)等。②低盐,高度水肿者限制钠盐摄入,每天摄入食盐量小于 3 克。③优质蛋白质,适当食用牛奶、瘦肉、蛋清、大豆等优质蛋白质,少食稻谷、坚果、杂豆类等非优质蛋白。

(2)注意休息:严重水肿或高血压患者需要卧床休息,根据病情轻重可适当安排活动。

（3）皮肤护理：衣物和鞋袜选择棉质、宽松舒适的，避免过紧过勒，压迫水肿皮肤；保持皮肤干燥、清洁，防止擦伤破损，被褥要松软、舒适；水肿时可适当抬高下肢，勤翻身，避免一个部位的皮肤长期受压破损，必要时使用气垫床。

（4）安全用药：严格按照医生给出的治疗方案用药，不能擅自停药和更换药物。严重水肿患者应尽量避免肌内注射，以免因严重水肿使药物滞留、吸收不良或注射后针孔药液外渗，造成局部潮湿、糜烂或感染。

（5）定期复查：服用激素的过程中，每次减量前后都到医院复查一下尿常规、尿蛋白定量、血常规、肾功能、肝功能等了解病情变化及时调整方案。

7. 肾病综合征患者如何找回丢失的蛋白？

患肾病综合征时，大量蛋白从尿中丢失，怎样通过食补来补充？除了动物性蛋白，植物性如大豆蛋白、小麦蛋白、核桃蛋白都能吃吗？是不是优质蛋白补充的越多越好呢？到底应该怎么吃才合适？下面就弄清楚这些问题。

（1）蛋白质多的食物，比如牛奶、蛋清、瘦肉（猪、牛、羊、鸡、鸭）、鱼肉（淡水鱼）等，这些食物含优质蛋白比较多，说它们是优质蛋白是因为所含氨基酸种类更容易被人体吸收利用，继而合成人体所需的蛋白质。

（2）植物性的蛋白除了大豆类属于优质蛋白，比如黄豆和黑豆，其余为非优质蛋白，非优质蛋白吸收利用价值低，要减少摄入量。

（3）高蛋白的饮食会引起肾小球高灌注、高过滤，促使肾小球硬化，肾间质炎症及纤维化，说简单点就是大量高蛋白会加重肾脏的负担，所以并不是越多越好。在肾功能正常的慢性期，每天每千克体重可摄入蛋白 0.8 ~ 1.0 克，比如一个 70 千克的成年人，全天可摄入的蛋白为 56 ~ 70 克；在肾功能发生损害时，每天每千克体重可摄入蛋白 0.5 ~ 0.7 克，比如一个 70 千克的成年人，全天可摄入蛋白为 35 ~ 49 克，其中提到的优质蛋白要占到 60% ~ 70%。一个鸡蛋含蛋白质 6 ~ 7 克，100 毫升牛奶含蛋白质约 3 克，100 克猪肉含蛋白质约 14 克，100 克牛肉含蛋白质约 20 克，100 克草鱼含蛋白质约 16 克,算算看,你能吃多少呢?

8. 水肿了还能喝水吗?(视频:怎样正确喝水)

怎样正确
喝水

肾病患者水肿期间可以喝水,但喝水量要控制,如何正确喝水呢? 请注意以下几点。

(1)首先要了解肾脏的功能,肾脏是人体主要的排泄器官之一,体内的各种代谢产物、多余的水分和电解质及某些有害物质都是通过肾脏排出的。

(2)肾病患者饮水量:正常人的尿量一般一天 1 000 ~ 2 000 毫升,急性肾炎、急性肾衰少尿期以及肾病综合征、慢性肾衰伴少尿水肿患者要控制入水量,饮水量以前一日尿量加 500 毫升为宜。尿量正常的患者入水量不限制;尿量增多的患者喝水量可放宽。

(3)喝水小窍门:①避免使用腌制过的配料及高盐分调味品,这些食品会加重口渴;②在饮品中加入柠檬或者薄荷片,缓解口渴症状;③将部分饮品做成冰块,含在口中,有较好的止渴效果,对于限盐、限水的患者,有助于控制饮水量,缓解口渴。

9. 如何判断水肿是加重了还是减轻了?(视频:测量体重的正确方法)

测量体重
的正确
方法

动态监测体重的增减,是观察水肿最有价值的标准,即"金标准",监测体重可以判断水肿是减轻了还是加重了。一般情况下,当体重上升 10% 后出现明显的水肿,体重增加越多,水肿程度越重。水肿时测量体重的方法与生活中测量体重的方法是不一样的,如何才能正确测量体重呢?

测量体重的正确方法:

(1)选择每天的同一时间点测量体重,一般应在每日清晨起床后,排空大小便再称重,因为体重的波动受很多因素影响,同一个人的体重在一天之内的不同时间,可以相差 1 千克以上,比如吃饭或喝水前后、睡觉前后、大小便前后,体重都会有差异。

(2)每次测体重时所穿衣服的重量基本相同,因为衣服的薄厚和重量会影响测量结果,一般应在清晨起床后,赤脚穿内衣裤时测量体重。

（3）选择同一个体重仪测量,测量仪器的不同会影响测量的结果,不同的体重仪测出的结果有差异,为了避免这种差异,每次称重要选择同一体重秤,使测量结果更加准确。

（4）测体重时不可接触物体或摇动,且站立于站板中央,否则会影响测量结果。

（5）体重仪要定期进行校准,以保证准确。

（6）将每天测出的结果进行记录,观察体重数据的变化并进行对比,如果测出的体重每天相比波动较大,需要告知医生。

（三）多囊肾

1. 什么是多囊肾?

体检时做 B 超检查发现肾脏上长了"水泡",这是怎么回事呢? 其实人体正常的肾脏外形是光滑的,这种"水泡"是得了一种叫多囊肾的疾病。这些"水泡"其实就是囊肿,双侧肾脏有几个或十几个囊肿,大小不一,像葡萄一样。

肾脏出现多个大小不一的液性囊泡在医学上称作多囊肾,多于青中年时期被发现,也可在任何年龄发病,发病率为 1/1 000 ~ 1/500。这些囊肿进行性增大,破坏肾脏结构和功能,最终会导致晚期肾病。

2. 多囊肾有哪些症状?

早期的多囊肾一般无临床症状,很多患者是体检时才发现,但是随着病情的进展多囊肾常表现为以下几种症状。

（1）肾脏肿大:肾表面囊肿使肾脏形状不规则,凹凸不平,质地较硬,体积增大。

（2）肾区疼痛:腰痛是最常见的早期症状之一,常为腰背部压迫感或钝痛,也有剧痛。疼痛可因体力活动、长时间行走、久坐等加剧,卧床休息后可减轻。

（3）血尿:逐渐长大的囊肿会破裂出血,可出现肉眼可见的血尿或化验结果显示血尿,感染时血尿加重,腰痛伴发热。

(4)高血压:高血压为最常见的并发症,在血清肌酐未增高之前,约半数可出现高血压。

(5)肾功能不全:大多数多囊肾患者可维持肾脏功能,伴有高血压的患者会加速肾脏损害,出现肾功能不全。

(6)其他:常合并多囊肝。

3. 多囊肾是先天性的吗? 会遗传吗?

多囊肾是先天性的,有一定的遗传倾向,分为婴儿型和成人型,男女发病率相等,父母一方患病,子女发病率为 50%,但仅约 60% 患者有明确家族史。

4. 多囊肾需要做手术吗?

患了多囊肾是否需要手术治疗,要根据病情而定。

(1)一般治疗:在多囊肾的初期,身体无不适感,只要注意休息,忌吸烟,忌饮茶、咖啡及含酒精的饮料,大多数患者生活不受影响。当囊肿逐渐增大时,应避免剧烈体力活动,避免腹部受伤,定期检查。

(2)对症治疗:如身体出现了症状反应,要积极对症治疗,预防感染。①控制高血压,降压目标值为 130/80 毫米汞柱,低盐饮食,多囊肾晚期高血压通常顽固,多需联合用药。②缓解疼痛,短暂性疼痛可先观察,疼痛持续时间较长或疼痛加重时可给予止痛药,止痛药无效时可根据病情考虑手术治疗。③血尿和囊肿出血的处理,卧床休息、止痛等保守治疗效果较好,大量出血保守治疗无效时可选择手术治疗。④针对感染应尽早做致病菌培养,选用敏感抗生素。

5. 多囊肾会发展为尿毒症吗?

多囊肾是否会发展成尿毒症,这是因人而异的,主要根据囊肿的大小、数目增长速度来判断,囊肿体积的增大、数目增多、囊肿的破裂出血等,都会破坏肾脏的功能和结构,病情严重时可发展成尿毒症。

(四)狼疮性肾炎

1.脸上的"蝴蝶斑"与肾脏有关系吗?

谈起蝴蝶,人们脑海中往往都会浮现出"五彩斑斓""翩翩起舞"这些赞美的词语,那你是否知道有一种红色的"蝴蝶",它长在人的脸上,人们常称之为"蝴蝶病",医学上称之为"系统性红斑狼疮"。

系统性红斑狼疮(SLE),其中"系统性"是指它会累及全身多系统、多器官,临床表现复杂;皮肤黏膜损害约占80%,常见于暴露部位出现对称性的皮疹,其中最为典型的表现是面部双颊及鼻梁部位出现对称性蝶形红斑,为不规则水肿性红斑。1828年最早发现这种疾病的法国医生贝特认为,面部出现的水肿性红斑很像被狼咬过后的伤痕,因此称其为"狼疮"。

2.狼疮为何"偏爱"肾?

系统性红斑狼疮对机体的侵害大多数以血管炎的形式出现,而肾脏是血管最为丰富的内脏器官,故而最易受累。有研究表明,狼疮性肾炎的发病率与系统性红斑狼疮病程的长短有关,确诊系统性红斑狼疮时,狼疮性肾炎的发病率约为24.24%,半年后约为42.42%,1年时约为61.29%,2年后约为72.4%,4年后可高达92.31%(图2-1)。

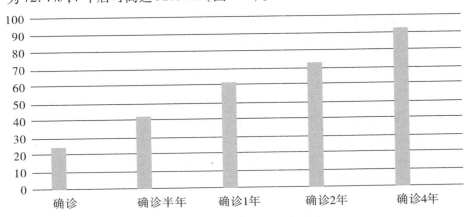

图2-1　狼疮性肾炎发病率

3. 狼疮性肾炎能治好吗？

系统性红斑狼疮是一种自身免疫性疾病，病情复杂，以目前的医疗水平还不足以根治，狼疮性肾炎作为系统性红斑狼疮的一种继发性疾病也不能被治愈，但是只要及时规律治疗，生存率可达90%以上。

4. 健康与美丽哪个更重要？

一些狼疮性肾炎患者皮肤症状并不明显，就随意使用化妆品，这是不可取的，因为应用化妆品会加重皮疹，而且会诱发狼疮发作；而另一些狼疮肾炎患者在面颊部出现红斑皮疹后，试图用化妆品涂抹、遮盖，殊不知这样做反而会加重皮疹，而且化妆品含有化学试剂，尤其是带芳香胺化学试剂的化妆品，可以诱发狼疮发作。

有红斑的患者，当病情得到控制和缓解之后红斑自然会消失，而且不会留下瘢痕。在治疗期间，即使面部没有红斑了，也不要随便用化妆品，因为很多患者得了红斑狼疮后就变成易过敏体质，以前使用的化妆品也可能会过敏，为避免化学物质的刺激，最好不用化妆品。

5. 我能拥抱阳光吗？

据统计，大约有1/3的狼疮性肾炎患者在日晒后，面颊部或其他暴露部位会出现鲜红皮疹或使原有皮疹加重，这种现象称之为光敏感。

光敏感可以发生在病程中的任何阶段，因此应避免在强烈阳光下长期照射，更不能在紫外线直接照射下工作。在日常生活中，狼疮性肾炎患者在有强阳光时最好少出门，更不宜在海滩浴场游泳或进行日光浴，外出时应戴宽边帽或撑伞，穿长袖衬衫，做好防晒。

6. 狼疮性肾炎患者的饮食应该注意什么？（视频：正确饮食，拒绝光敏性食物）

患了狼疮性肾炎，首先应依据医生的治疗方案正规治疗，其次还应注意正确饮食，避免摄入光敏性食物，因为饮食不当会加重病情，甚至诱发红斑狼疮的发生。饮食应该注意以下几个方面。

（1）警惕光敏性食物：光敏性食物遇到紫外线照射会诱发红斑狼疮的发生，因此要少食用一些光敏性食物。

什么是光敏性食物呢？通常来说，光敏性食物是指那些容易引起日光性皮炎的食物。光敏性食物经消化吸收后，其中所含的光敏性物质会随之进入皮肤，如果在这时照射强光，就会和日光发生反应，进而出现裸露部位皮肤的红肿、皮疹，并伴有明显瘙痒、烧灼或刺痛感等症状。

正确饮食，拒绝光敏性食物

光敏性食物有哪些？①常见的光敏性蔬菜，如芹菜、香菜、荠菜等。②常见的光敏性水果，如无花果、柠檬、杧果、菠萝等。③常见的光敏性海鲜类，如螺类、虾类、蟹类、蚌类等。

哪些食物可以抗光敏呢？常见的抗光敏性食物有草莓、奇异果、西红柿、胡萝卜、芝麻、花生等。

（2）优质蛋白饮食：患了狼疮性肾炎会长期从小便中丢失蛋白，故应及时补充优质蛋白，如牛奶、鸡蛋、瘦肉、鱼等，少食或禁食植物蛋白，以免加重肾脏负担。

（3）给予低盐、低糖、富含维生素和钙的饮食。

（4）少食用高脂肪、高胆固醇类食物，如动物内脏、蛋黄等。

（5）不宜饮酒。

7. 患了狼疮性肾炎能怀宝宝吗?

一般来说，病情稳定1年以上，且心、肾功能正常者，可以允许怀孕。但应在妊娠3个月以前停用除激素以外的免疫抑制剂（如环磷酰胺、甲氨蝶呤、硫唑嘌呤等），在整个妊娠过程中，密切监测病情变化和实验室指标，并在围产期内请专科医生进行指导，千万不要自行其是，以免引起严重后果。

8. 狼疮性肾炎会传染吗?

很多人听到"红斑狼疮"，常会误以为是传染性的皮肤病。其实红斑狼疮主要是因自身免疫系统紊乱所致，并不会传染。狼疮性肾炎作为一种继发性肾脏疾病也不会传染。

（五）肾功能衰竭

1. 什么是肾功能衰竭？

肾功能衰竭简称肾衰竭，是肾功能减退进入尿毒症期，分为急性肾衰竭和慢性肾衰竭，其中急性肾衰竭指多种原因导致的肾脏生理功能急剧降低，甚至丧失，进而引起一系列生理变化的情况；慢性肾衰竭是指由各种原因引起的慢性进行性肾实质损害，致使肾脏明显萎缩，不能维持其基本功能，临床上出现以代谢产物潴留，水、电解质、酸碱平衡失调，全身各系统受累为主要表现的临床综合征。

2. 急性肾功能衰竭的原因有哪些？

急性肾功能衰竭是继发于休克、创伤、严重感染、溶血和中毒等病因的急性肾实质损害的总称，是一个综合征。肾功能迅速减退，持续数天至数周，出现氮质血症、少尿等临床症状。急性肾功能衰竭的病因多种多样，可分为肾前性、肾性和肾后性3类。肾前性急性肾功能衰竭常见于血容量减少，如各种原因的液体丢失和出血，也见于肾动脉机械性阻塞等；肾后性急性肾功能衰竭的病因主要是急性尿路梗阻；肾性急性肾功能衰竭是指肾实质损伤，常见的是肾缺血或肾毒性物质损伤肾小管上皮细胞，如急性肾小管坏死等。

3. 如何判断肾功能的好与坏？

肾功能的好与坏，是由医生来判断的，但是患者也需要了解一些知识。肾功能是指肾小球的滤过功能，是由化验结果来判断的，其化验指标主要包括血液中肌酐和尿素氮。在医院里，医生一般是让患者化验"肾功能"这一项，其中有血肌酐和尿素氮的数值，化验结果中血肌酐和尿素氮的数值越高，说明肾功能越差。血肌酐的正常值为 $44 \sim 133~\mu mol/L$，尿素氮的正常值为 $2.86 \sim 7.14~mmol/L$。

4. 慢性肾功能衰竭是一种突发疾病吗?

慢性肾功能衰竭不是一种突发疾病,而是慢性肾功能不全进展到终末期的状态。许多患者在肾功能刚开始减退时未能察觉,直到肾脏受损超过70%才发现。所以肾功能衰竭不是突然罹患的疾病,而是患者本身处于慢性肾损害的环境或患有慢性肾脏疾病,没有被及时发现或是不被重视,一步步进展成为慢性肾功能衰竭的。

5. 慢性肾功能衰竭对机体有哪些影响?

人的机体是由多个器官组成的,一旦某个器官患病,其他器官也可能会受到累及,即为"牵一发而动全身"。慢性肾功能衰竭会累及哪些器官呢?

(1)心血管系统:慢性肾功能衰竭会导致贫血、动脉硬化、蛋白尿、营养不良等,也对心血管具有危害。主要措施有严格戒烟,优质蛋白饮食,纠正贫血,控制血压、血糖等。

(2)血液系统:肾功能衰竭导致促红细胞生成素减少,造成肾性贫血。另外尿毒症毒素抑制骨髓造血、红细胞寿命缩短加重了贫血。我们一般会使用铁剂、维生素 B_{12}、叶酸等纠正贫血。

(3)呼吸系统:体液过多或酸中毒时均可出现气短、气促,严重酸中毒可致呼吸深长。及时利尿或透析可迅速改善上述症状。

(4)骨骼病变:肾性骨病是指慢性肾衰竭导致的骨骼病变,临床上主要表现为骨痛、骨折、骨变形等。常用的治疗肾性骨病的药物有钙片、维生素D、骨化醇等。

(5)皮肤病变:瘙痒是常见的皮肤症状。

此外慢性肾功能衰竭还可能导致神经、肌肉、内分泌代谢以及水、电解质平衡等多方面的失调。

6. 慢性肾功能衰竭就是尿毒症吗?(视频:慢性肾脏病的分期)

慢性肾脏病的分期

慢性肾功能衰竭是指慢性肾脏病引起的肾小球滤过率下降及与此相关

的代谢紊乱和临床症状组成的综合征。而尿毒症则是慢性肾功能衰竭中最严重的级别。

7. 如何治疗慢性肾功能衰竭?

肾脏替代治疗。肾脏替代治疗包括腹膜透析、血液透析、肾移植,3 种治疗各有优缺点,在某个阶段还可以互相转换。

需要接受肾脏替代治疗的患者应该在专业的医生指导下,结合自身情况,选择合适的肾脏替代治疗。

8. 如何正确面对慢性肾功能衰竭?

患了慢性肾功能衰竭不能放弃自己,要做好心理调适,合理用药,调整饮食,同样可以拥有高质量的生活。

(1)慢性肾功能衰竭患者调整心态,保持心情愉悦,"既来之,则安之",注意劳逸结合。

(2)积极治疗原发病,遵医嘱用药。

(3)预防并发症,控制好血压、血糖、纠正贫血状况。

(4)注意饮食,适量锻炼。

(5)慎用或禁用具有肾脏毒性的药物,如链霉素、庆大霉素、磺胺类药物等。

(6)不要盲目服用一些保健品或者中药。

9. 患了慢性肾功能衰竭能要宝宝吗? (视频:肾脏病患者能怀宝宝吗)

肾脏病患者能怀宝宝吗

众多未婚未育患者患了慢性肾功能衰竭后,能否孕育宝宝,能否顺利产下健康的宝宝,要视病情及疾病的治疗情况而定。慢性肾功能衰竭患者由于性激素分泌减少、神经系统损害、精神抑郁等因素,会导致一定的生育障碍。

育龄女性患者,卵巢功能低下,无排卵,月经紊乱,性欲缺乏,导致生育能力低下,即便怀孕也容易流产、早产、胎儿发育不良或畸形,因怀孕后增加肾脏负担,会加快肾功能恶化且加重病情,所以一定在医生的指导下确定是否符合妊娠条件,怀孕后根据肾脏情况判断是否继续妊娠,定期查肾功能、监测血压等,如妊娠后出现临床症状加重,如水肿、高血压、肾功能异常等情况,应根据情况终止妊娠。

男性患者,睾丸萎缩、阳痿、精子减少,生育功能下降。随着肾脏替代治疗技术的成熟和药物治疗的应用,患者病情可长期稳定,生育能力逐渐提高。男性患者如果身体状况良好且有生育能力和要求时,在医生的指导下可尝试生育。

肾脏病患者生育,男性较女性患者更容易,因男性只是授孕,而无妊娠和分娩过程,而女性则不同,胎儿需在母体内生长 9 个月之多,妊娠又会加重肾脏负担,有导致病情急剧恶化的可能。

10. 肾脏病患者如何把握怀孕时机?

患了肾脏病且有生育需求的患者,需要在医生的指导下怀孕生育。急性肾炎患者,临床表现为水肿、血尿、蛋白尿和不同程度的肾功能异常,经过医生的治疗,这些表现均能消失,肾功能恢复正常,这是一种可以治愈的肾脏病,且不影响男女生育,可选择在恢复 1 年后怀孕更为安全;慢性肾小球肾炎患者,如果仅表现为单纯性血尿,或经过治疗 24 小时尿蛋白量降到 0.5 克以下,且持续半年以上,无合并高血压及肾功能异常,可以考虑怀孕。

(六)尿毒症

1. 什么是尿毒症?

尿毒症是慢性肾功能不全的晚期表现。指慢性进行性肾实质损害,致使肾脏明显萎缩,不能维持基本功能,临床上出现以代谢产物潴留,水、电解质、酸碱平衡失调,全身各系统受累为主要表现的临床综合征。

2. 尿毒症常见的病因有哪些?

尿毒症是一种终身疾病,危害巨大,它的主要病因如下。

（1）各种病理类型的慢性肾小球肾炎、肾小管间质疾病，如慢性肾盂肾炎、慢性间质肾炎、肾小管酸中毒。

（2）心血管疾病，如高血压肾脏病、多种血管炎、肾动脉狭窄等。

（3）代谢性疾病，如糖尿病肾病、淀粉样肾病等。

（4）风湿免疫病，如狼疮性肾炎、紫癜性肾炎、系统性硬化症或血管炎引起的肾损害。

（5）血液系统疾病，如多发性骨髓瘤、淋巴瘤或白血病、镰状细胞贫血。

（6）接触肾毒性物质、肾毒性药物、长期滥用止痛剂、一些中药也可引起慢性肾衰竭。

3. 尿毒症有哪些临床表现？

尿毒症是肾功能损害的最严重阶段，它的临床表现比较明显。

（1）不明原因的困倦、乏力。

（2）尿量改变，正常成人每天尿量为 1 000 ~ 2 000 毫升，平均 1 500 毫升。由于肾过滤功能下降，部分患者随病程进展尿量会逐渐减少。24 小时尿量少于 400 毫升，称为少尿。24 小时尿量少于 100 毫升，称为无尿。

（3）贫血，慢性肾衰竭时，随着肾功能的减退，分泌促红细胞生成素的间质细胞受损，导致促红细胞生成素合成不断减少，便会出现贫血。

（4）尿毒症面容，尿毒症患者由于贫血，尿色素沉着皮肤，再加上面部有些水肿而形成特征性面容。

（5）食欲减退，是尿毒症患者出现较早和最常见的症状，与毒素潴留有关。

（6）水肿，肾脏是身体排出水分的主要器官。当患有肾脏疾病时，水分不能排出体外，潴留在体内，称为肾性水肿。

（7）血压升高，肾脏疾病引起的高血压与其他高血压一样，患者会出现头昏、眼花等症状。

4. 如何护理尿毒症患者？（视频：如何护理尿毒症患者）

护理尿毒症患者要从饮食、控制伴发疾病、休息与活动、心理等方面做起。

（1）饮食方面：①低蛋白饮食，可以延缓尿毒症症状，注意营养指标监测，以免营养不良的发生。②热量的摄入，须每天维持在每千克体重125～146千焦。③控制钾和钠的摄入，低钾饮食，少吃香蕉、紫菜、山药等；低钠饮食，少吃盐、酱油、味精等。④饮水，有尿少、水肿、心力衰竭者，应严格控制进水量，但对尿量大于1 000毫升而无水肿者，不宜限制水的摄入。

如何护理尿毒症患者

（2）控制伴发疾病：有效控制血压及血脂。

（3）注意休息：多休息，及时增加衣物、防止感冒，感冒会造成肌酐的快速增加。

（4）适当活动：根据病情，适当活动，活动时防止跌倒和摔伤。

（5）心理方面：保持平稳的心态、良好的情绪，正确对待所患疾病。

（七）肾积水

1. 为什么会得肾积水?

肾积水多由上尿路梗阻性疾病所致，常见原因为肾盂输尿管连接部狭窄、结石等，长期的下尿路梗阻性疾病也可导致肾积水，如前列腺增生、神经源性膀胱功能障碍等。

2. 肾积水有哪些症状?

肾积水因梗阻原因、部位、程度及时间长短不同而出现不同症状。①腰部疼痛，轻度肾积水多无症状，中重度肾积水可出现腰部疼痛。②腹部包块，肾积水至严重程度时，可出现腹部包块。③发作期症状，部分患者肾积水呈间歇性发作，发作时患侧腰腹部剧烈绞痛，伴恶心、呕吐、尿量减少，患侧腰部可扪及肿块，经一段时间后，梗阻自行缓解，排出大量尿液，疼痛可缓解，腰部肿块明显缩小或消失。④原发病症状，上尿路结石致急性梗阻时，可出现肾绞痛、恶心、呕吐、血尿及肾区压痛等；下尿路梗阻时，主要表现为排尿困难和膀胱不能排空，甚至出现尿潴留。⑤并发症，肾积水如并发感染，则表现为急性肾盂肾炎症状，出现寒战、高热、腰痛及膀胱刺激症状等，如梗阻不解除,或可发展为脓肾,腹部可扪及包块,患者常有低热及消瘦等,若双侧肾、孤立肾完全梗阻,可出现肾功能减退,甚至肾衰竭。

3. 肾积水如何治疗?

去除病因、恢复患侧肾功能是最主要的治疗原则。①病因治疗:先天性肾盂输尿管连接部狭窄者,行肾盂成形–肾盂输尿管吻合术;肾、输尿管结石者,行碎石或取石术。②肾造瘘术:病情危重、不允许大手术或梗阻暂时不能解除时,可在 B 超引导下做肾造瘘术,将尿液直接引流出来,以利于感染的控制和肾功能的恢复。待条件许可后,再针对病因治疗。③置双"J"管:对于输尿管难以修复的炎性狭窄、晚期肿瘤压迫或侵及等梗阻引起的肾积水,如能经膀胱镜放置双"J"管可长期内引流肾盂尿液。④肾切除术:严重肾积水、肾功能丧失或肾积脓时,若对侧肾功能良好,可切除病肾。

(八)肾结核

1. 肾结核传染吗?

肾结核是由结核分枝杆菌经血行播散进入肾引起,患者排出的尿液中如存在结核分枝杆菌,在接触到肾结核患者的尿液后,可能会感染。如果肾结核是由肺结核引起,也可通过咳嗽、咳痰等方式传染。

2. 肾结核的症状有哪些?

(1)尿频、尿急、尿痛:是肾结核的典型症状,尿频往往最早出现,最初是因含有结核分枝杆菌的脓尿刺激膀胱黏膜引起,以后当结核病变侵及膀胱壁,发生结核性膀胱炎及溃疡,尿频加剧,并伴有尿急、尿痛。晚期膀胱发生挛缩,容量显著缩小,尿频更加严重,每日排尿次数达数十次,甚至出现尿失禁。

(2)血尿:常为终末血尿,主要因为存在结核性炎症及溃疡,在排尿终末膀胱收缩时出血所致。

(3)脓尿:患者均有不同程度的脓尿,严重者尿如洗米水样,内含有干酪样碎屑或絮状物,也可出现脓血尿或脓尿中混有血丝。

(4)腰痛:一般无明显腰痛。仅少数病变破坏严重或梗阻,发生结核性脓肾或继发肾周感染,或输尿管被血块、干酪样物质堵塞时,可引起腰部钝痛或绞痛。

(5)全身症状:常不明显。晚期肾结核或合并其他器官活动性结核时,可有发热、盗汗、消瘦、贫血、虚弱、食欲缺乏等典型结核症状。严重肾结核或肾结核对侧肾积水时,可出现水肿、恶心、呕吐、少尿等慢性肾功能不全的症状,甚至突然发生无尿。

3.肾结核怎么治疗?

根据患者全身和患侧肾情况,选择药物治疗或手术治疗。药物治疗原则为早期、适量、联合、规律、全程。

(1)药物治疗:即非手术治疗,适用于早期肾结核,如尿中有结核分枝杆菌,而影像学上肾盏、肾盂无明显改变,或仅见 1~2 个肾盏呈不规则虫蚀状时,正确应用抗结核药物治疗后多能治愈。药物治疗最好用 3 种药物联合使用的方法,并且药量要充分,疗程要足够长,早期病例用药 6~9 个月,有可能治愈。抗结核药物首选一线药物有吡嗪酰胺、异烟肼、利福平、乙胺丁醇和链霉素等。

(2)手术治疗:药物治疗 6~9 个月无效,肾结核破坏严重者,应在药物治疗的配合下行手术治疗。肾切除术前抗结核药物治疗至少 2 周,肾部分切除术前抗结核药物治疗至少 4 周;术后继续抗结核药物治疗 6~9 个月。

(九)肾移植

1.肾移植是怎么做的?

肾移植,是把一个来自供肾的健康肾移植到尿毒症患者的身体内以代替病损肾工作。供肾是指符合《人体器官移植条例》规定的供肾者的活体肾或即刻死亡的尸体肾。

2. 什么人适合肾移植?

并非所有的尿毒症患者都能进行肾移植。一般来说,无严重心肺功能不全和肝功能损害的慢性肾功能衰竭的患者可以考虑接受肾移植。

3. 什么时机适合做肾移植?

肾移植时机选择是有科学性的,并非越早越好,也并非越晚越好。首先,在接受换肾前,最好进行 3 个月左右的透析治疗,使病情相对稳定。其次,要求在淋巴细胞毒性试验阴性(小于 10%)的条件下,才允许做肾移植手术。

4. 肾移植患者需要长期服用免疫抑制剂吗?

换肾的确为尿毒症患者带来了福音,但由于接受的供肾为异体,所以终生都存在着排斥反应,需要长期服用免疫抑制剂。

5. 肾移植术后患者应该如何生活?

肾移植术后规律生活,注意个人卫生,房间定时通风消毒,少去人口密集的公共场所,预防感染,做好自我护理,自己记录体温、尿量、血压、体重、用药情况和异常情况及时向医生反馈。适当体育锻炼,以有氧运动为主,如散步、慢跑等;保持乐观情绪,做力所能及的事情,早日融入正常生活,提升自信,做自我的监督者和执行者。

（李　楠　张素梅　张　琪　王瑞可　王青苗　李　佳　罗冬平）

三、透析治疗

(一)腹膜透析

1. 什么是腹膜透析?

腹膜透析是利用人体自身的腹膜作为透析膜,以腹腔作为交换空间,通过灌入腹腔的透析液与腹膜另一侧的毛细血管内的血浆成分进行溶质和水分的交换,以清除体内潴留的代谢产物和过多的水分,纠正酸中毒和电解质紊乱。通过不断地更换新的腹透液,达到肾脏替代或支持治疗的目的。适用于急慢性肾功能衰竭、心力衰竭、重症胰腺炎、肝性脑病、药物或毒物中毒等。

2. 腹膜透析有哪些优缺点?

腹膜透析是肾脏替代治疗的一种很好的治疗方法,但是这种方法也存在一些不足,下面简要介绍一下腹膜透析的优缺点。

(1)优点:①安全、简便、有效,便于操作。②利用自身腹膜,生物相溶性好。③有效延缓残余肾功能的下降。④透析治疗后生活和工作自由度较高。⑤居家治疗,交叉感染率低。

(2)缺点:①如操作不当,有发生腹膜炎的危险。②会丢失较多的蛋白质,尤其是发生腹膜炎时。③对糖尿病患者有升高血糖的风险。④居家治疗卫生要求相对较高。⑤患者及家属需要了解护理知识。

3. 什么时候适合做腹膜透析?

大多数终末期肾衰竭患者都可选择腹膜透析,但是到底腹膜透析的最佳时机是什么呢? 专家推荐尿素清除指数(KT/V)为 1.5～1.7 时开始腹透是最佳时机。糖尿病肾病患者应更早开始腹膜透析,具体指标由医生评估。

4.更换腹膜透析液前为什么要先洗手? (视频:七步洗手法)

七步
洗手法

腹膜透析方案一旦确定,无论在医院或居家治疗,患者均应掌握腹透液的更换方法,学会自我管理,以提高治疗效果。更换腹膜透析液前一定要先洗手,人们在生活中几乎所有的活动都要使用手来操作,手接触的东西有干净的也有不干净的,生活中的手会携带许多病原微生物,操作前如果不洗手会引起病原微生物的传播,引起腹膜炎等并发症,所以操作前一定要先洗手,且一定要正确洗手。常用的洗手方法为"七步洗手法"。

七步洗手法操作流程:

(1)环境准备:宽敞明亮、有非接触式自来水龙头和齐腰高的水槽。

(2)洗手前准备:手部无伤口,剪平指甲;穿好洗手衣(或收好袖口),戴好口罩、帽子;备好洗手液(或肥皂)、干燥的无菌擦手巾。

(3)洗手步骤

第一步(内):洗手掌,流水湿润双手,涂抹洗手液(或肥皂),掌心相对,手指并拢相互揉搓。

第二步(外):洗背侧指缝,手心对手背沿指缝相互揉搓,双手交换进行。

第三步(夹):洗掌侧指缝,掌心相对,双手交叉沿指缝相互揉搓。

第四步(弓):洗指背,弯曲各手指关节,半握拳把指背放在另一只手掌心旋转揉搓,双手交换进行。

第五步(大):洗拇指,一只手握另一只手大拇指旋转揉搓,双手交换进行。

第六步(立):洗指尖,弯曲各手指关节,把指尖合拢在另一只手掌心旋转揉搓,双手交换进行。

第七步(腕):洗手腕、手臂,揉搓手腕、手臂,双手交换进行。

为了便于记忆,洗手的七个步骤可归纳为:内、外、夹、弓、大、立、腕。

5.如何更换腹膜透析液? (视频:更换腹膜透析液)

腹膜透析是尿毒症的一种长期治疗方案,更换腹膜透析液可以在医院,也可以在家进行,无论在哪里治疗,患者均应掌握腹透液的更换方法,学会自我管理。

(1)环境准备:关闭空调、门窗,避免空气流通,腹膜透析换液操作间经紫外线消毒,清洁操作台。

(2)物品准备:已预热至37 ℃的透析液,碘伏帽,2 个蓝夹子,输液架,浅色小盆,带刻度弹簧秤。

更换腹膜
透析液

(3)规范洗手:目前常用的是"七步洗手法"。

(4)更换腹膜透析液:更换腹膜透析液分为以下 6 个步骤。

1)连接:取出短管,拉下出口处的拉环,拧下短管上的碘伏帽,立即将腹透液与短管相连,连接完毕后,分别用蓝夹子夹闭入液管和出液管,折断易碎折头,将溶液袋挂在架子上,废液袋放在低位一个专用的盆内。

2)引流:打开短管开关和出液管蓝夹子,排出腹腔内的液体,引流时间 15 ~ 20 分钟,结束后关闭短管,再夹闭出液管。

3)冲洗:打开入液管的蓝夹子和出液管的蓝夹子,数 5 秒后夹闭出液管。

4)灌注:打开短管开关,新鲜的腹透液就可以流入腹腔,15 ~ 20 分钟结束后关闭短管,再夹闭入液管。

5)分离:拆开外包装袋,检查碘伏帽是否被碘液浸润后接着将腹透液与短管分离,拧上碘伏帽,最后将短管放回固定。

6)处理:称量重量并记录在腹透日记上,把袋子丢弃。

6. 腹膜透析期间如何做好自我管理?(视频:腹膜透析患者的自我管理)

腹膜透析时我们需要注意以下几个方面。

(1)环境:腹透换液的场所要相对独立,保证干净,换液时暂时关闭门窗和空调,桌面用消毒液抹布擦拭,保证光线充足,换液时不要触摸手机,每天紫外线灯消毒房间。

腹膜透析
患者的自
我管理

(2)卫生:戴口罩,取下手表和戒指,用含消毒液成分的洗手液依次搓洗掌心、指间、手背、手指关节、拇指、指尖和手腕,用流动水冲洗干净,干手纸巾擦拭双手并用纸巾遮盖的手关闭水龙头。

（3）尿量：尿量的多少能部分反映出腹透患者的残余肾功能，对腹透患者来说，自己有多少尿量，有没有明显减少，都要密切地观察并记录好。

（4）血压：每天要测量并记录血压，测量血压时应注意定时间、定体位、定部位、定血压计，同时需要了解我们每天服用的是哪种降压药，并且如何服用。

（5）血糖：糖尿病患者要注意检测血糖，血糖一般测量空腹和餐后 2 小时，也可以每周测量 1 天，血糖测量可以协助医生调整治疗方案，更好地调整生活及饮食规律。

（6）体重：我们平时对体重一定要做到心中有数，腹透患者体重增加除了可能是"胖了"，还有可能是体内水钠潴留，也就是我们通常说的"肿了"，这时患者往往会有血压的升高，或者水肿出现，所以我们要监测好体重并准确记录。

（7）饮食：饮食方面应注意以下几点。①足量优质蛋白，如瘦肉、鸡蛋、牛奶、鱼、虾等。②进食高钙低磷饮食，如河虾、海虾、芝麻、豆干、榛子、牛奶、海带等。③限制钾的摄入，如香蕉、柿子、橘子、各种豆类、干果类等。④注意限水限盐，如何限水，摄入水量＝前一天的尿量＋腹膜透析超滤量＋500 毫升；如何限盐，每天食盐摄入量不超过 6 克，甚至可以低至每天 3 克。⑤丰富的纤维素食物，如全麦面包、糙米等。⑥要适当限制甜食和脂肪的摄入。

（8）记录腹膜超滤量：当肾脏丧失了正常的调节功能，摄入的食物和水不能全部地排出，患者就要通过排出多少液体，来确定他能摄入多少液体，而排出的液体是由尿量和超滤量所决定的，所以我们要准确记录腹膜超滤量。

（9）锻炼：进行适当的体育锻炼，以不感到疲劳为宜，可进行散步、慢跑、打太极拳等，不能从事剧烈的、增加腹压的、竞技的、搏斗类的项目，注意在体育锻炼前妥善固定好自己的透析导管。

7.腹膜透析患者怎样预防腹膜炎？（视频：腹膜透析患者如何预防腹膜炎）

腹膜炎是腹膜透析患者常见的并发症之一,常表现为腹痛、发热、隧道口发红、透出液混浊、透出液负超滤等,导致腹膜炎的原因常常与换液时无菌操作不严格有关或与隧道口护理不当、胃肠道感染、机体抗病能力下降等因素有关。如出现以上情况,应及时就医。腹透患者平时应重视对腹膜炎的预防。预防方法如下。

腹膜透析患者如何预防腹膜炎

（1）换液环境和要求:腹透换液需要的场地并不大,但一定要满足下述条件。①洁净干燥。在换液的时候要暂时关上风扇和门窗,防治灰尘飞舞或进入室内。桌面及物品要保持干净。每天用湿拖布拖地,湿抹布擦桌子（每天一次）。②建议家里不要养宠物,当你透析换液时不允许宠物在现场,也不允许在你放置透析物品的房间里逗留。③用于换液的房间应定时消毒。每次操作前用紫外线灯消毒半个小时,根据房间大小购买紫外线灯,使用时注意保护眼睛;禁止直接对视,消毒完毕后再进行操作,紫外线灯管有效使用时间<1 000 小时。④房间格局简单,禁止养花草植物,一张桌子,一把凳子,一张床（用纯棉床单包裹）,禁止用毛毯、地毯。

（2）隧道出口护理:做好隧道出口护理是预防导管相关性感染及腹膜炎重要条件,在进行隧道出口护理前应彻底清洗和擦干手。

（3）透析导管及外接短管的护理:①导管及外接短管应紧密连接,避免脱落。②保持腹膜透析导管固定,避免牵拉和损伤出口处。固定时要顺着腹膜透析导管和外接短管的自然走势,不要弯曲、压折。③外接短管使用6 个月必须更换,如有破损或开关失灵应立即更换。如果患者在家庭透析时出现导管或外接短管损伤或渗液,应终止透析,夹闭管路,并立即到医院就诊。

（4）日常注意事项:①增强免疫功能,每天进行适当锻炼。②增加营养,多吃一些优质蛋白,如鸡蛋蛋清、瘦肉等。③避免肠道感染。应注意饮食卫生,选购食品一定要新鲜、质量好,烹调时要烧熟、煮透,不食隔夜饭菜、变质及刺激性食品,避免胃肠道感染,发生感染应积极治疗。

（二）血液净化与血液透析

1. 什么是血液净化？

血液净化是把人体内的血液引出身体外并通过一种净化装置，除去其中某些致病物质，净化血液，达到治疗疾病的目的。是终末期肾脏病患者的主要治疗方法，也可以治疗各种中毒及一些免疫性疾病等。

血液净化的技术包括：血液透析（HD）、血液灌流（HP）、血浆置换、免疫吸附等，而连续性血液净化（CBP）、血脂净化、人工肝支持系统（ALSS）是以上多种技术的联合应用。

2. 血液净化技术能治疗哪些疾病？

（1）血液透析：是利用半透膜通过扩散、对流的原理，使体内各种有害和多余的代谢废物及过多的电解质移出体外，达到净化血液和纠正水、电解质及酸碱平衡的目的（图3-1）。适合血液透析治疗的疾病有以下几种。①急性肾损伤；②终末期肾脏病；③急性药物或毒物中毒；④其他疾病：严重水、电解质及酸解平衡紊乱，一般疗法难以奏效而血液透析有可能有效者。

（2）血液灌流：是将血液引出体外，与固态的吸附剂（如树脂）接触，以吸附的方式清除体内某些代谢产物以及外源性药物或毒物等，然后将净化后的血液回输给患者，从而达到治疗疾病的目的。适合血液灌流治疗的疾病有急性药物或毒物中毒、尿毒症、肝性脑病、精神分裂症、牛皮癣、狼疮性肾炎、甲状腺危象、肺肾综合征等。

（3）血浆置换：是将全血引出体外分离成血浆和细胞成分，将血浆舍弃，然后以同等速度将新鲜血浆、白蛋白溶液、平衡液等血浆代用品代替分离出的血浆回输进体内的过程，达到减轻病理损害、清除致病物质的目的。适合血浆置换治疗的疾病有以下几种。①各种中毒：如有机磷农药中毒、毒鼠强中毒、蛇咬伤以及食物中毒等。②一些肾脏疾病：如肺出血肾炎综合征、狼疮性肾炎等。③自身免疫性疾病、部分风湿性疾病：如系统性红斑狼疮、结节性多动脉炎等。

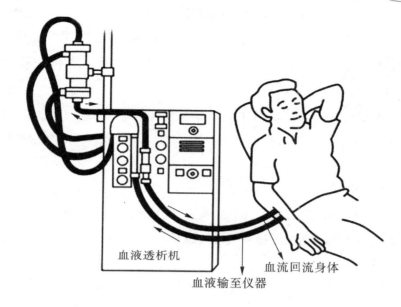

血液透析机

血液输至仪器

血流回流身体

图3-1 血液透析

(4)免疫吸附:是在血浆置换的基础上发展起来的新技术,将血液引出体外,建立体外循环流经血浆分离器分离出血浆,分离的血浆再经过特制的吸附柱,清除血液中的致病因子,从而达到净化血液,缓解病情的目的。

适合免疫吸附治疗的疾病有以下几种。①多种风湿免疫病:如系统性红斑狼疮和系统性血管炎等。②免疫相关性皮肤病。③肾脏疾病:与免疫相关的肾炎,包括紫癜肾炎、IgA肾病等。④消化系统疾病。⑤神经系统疾病。⑥血液系统疾病。⑦内分泌代谢疾病。⑧中毒等。

3. 终末期肾脏病为什么需要血液透析?

血液透析的目的在于替代肾衰竭所丢失的部分功能,如清除代谢废物,调节水、电解质和酸碱平衡,有效排泄代谢产物,防治心血管并发症,控制感染等。

4. 血液透析是怎么做的?(视频:神秘的血液透析)

血液透析前,需进行一次小手术,将手臂部1根动脉和静脉吻合在一起,称为"动静脉内瘘"。血液透析时,将穿刺针穿入内瘘血管,并与人工透析机相连。该透析机的作用是净化血液,滤除体内积聚的代谢废物。血液透析治疗常持续4小时,每周2~3次,在医院血液透析室进行。具体的一系列透析设施如下。

神秘的血
液透析

(1)血液透析机:是血液净化治疗中应用最广泛的一种治疗仪器,是一个较为复杂的机电一体化设备,由透析液供给监控装置及体外循环监控装置组成。

(2)水处理系统:一次透析患者血液要隔着透析膜接触大量透析液(120升),自来水需依次经过砂滤、除铁、软化、活性炭、反渗透处理,只有反渗水方可作为浓缩透析液的稀释用水。而对自来水进行一系列处理的装置即为水处理系统。

(3)透析器:也称"人工肾",由一根根化学材料制成的空心纤维组成,而每根空心纤维上分布着无数小孔。

(4)透析液:透析液由含电解质及碱基的透析浓缩液与反渗水按比例稀释后得到,最终形成与血液电解质浓度接近的溶液,以维持正常电解质水平,同时通过较高的碱基浓度提供碱基给机体,以纠正患者存在的酸中毒。

5. 即将进行长期血液透析,怎样准备会更好?

(1)思想准备:及早向医生了解病情和血液透析的必要性,做好透析的思想准备,早下决心;了解血液透析原理和方法,以便更好地配合;选择最佳透析时机,在出现严重尿毒症症状和失去日常生活能力之前即开始透析,减少尿毒症的并发症,避免处于临危状态时才不得不进行透析。

(2)控制血压:高血压可以加剧肾功能的恶化,在开始进行血液透析之前控制血压可以推迟肾衰竭,减少心血管并发症的发生。

(3)血管通路的准备:建立和维护好血液净化的血管通路,是保证血液净化顺利进行和充分透析的首要条件。血管通路也是长期维持性血液透析患者的"生命线"。血管通路分为紧急透析(临时性)的血管通路和维持性(永久性)血管通路。前者主要采用中心静脉留置导管或直接穿刺动脉及静脉,后者为动静脉内瘘或带涤纶套的中心静脉留置导管。

6.怎样知道血液透析效果好不好?

以下情况说明透析效果较好:

(1)自我感觉良好,无营养不良,体力恢复,正常起居及工作。

(2)未出现水、电解质和酸碱失衡的明显改变。

(3)透析并发症少,程度较轻。

(4)通过超滤脱水达到干体重,未发生水肿、胸闷及手脚发麻、四肢无力等症状,血压正常。

(5)未出现说胡话以及精神不佳表现。

(6)未出现严重的皮肤瘙痒和浑身肌肉酸痛以及骨头疼痛。

(7)血红蛋白达到 110 ~ 120 g/L。

(8)长期生存率高和生活质量高是评价透析效果的最主要指标。

7.“干体重”指的是什么?

“干体重”是针对透析患者的特有名词,是清除体内多余水分后的体重。即在机体水钠平衡状态下的体重,表明体内既没有多余水分留在身体里,也没有脱水现象,也就是血液透析结束时希望达到的体重。

8.如何知道自己体重达到了“干体重”?

(1)透析后体重达到“干体重”时,有如下表现。①一般情况:感觉舒适,食欲好、睡眠好,能正常生活。②面容:没有眼睑及面部水肿。③症状:无心悸、气促,无呼吸困难。④水肿:身体外周无水肿。⑤血压:血液透析后,与日常血压水平相比,血压基本正常。

(2)透析后体重低于“干体重”时,会感到全身乏力、肌肉抽搐、血压低、恶心、脉搏微弱。

(3)透析后体重高于“干体重”时,水分躲在身体腔隙中排不出去,出现高血压、胸水、腹水、急性左心衰竭的表现。

患者及家属一定要对“体重”和“干体重”做到“心中有数”,这不仅需要医护人员的管理,还需要家属的协助,以及患者自身的主动配合,每周至少要有一次的体重回落到"干体重"。

9. 透析时需要关注哪些检查项目?

透析期间,需要定期做些检查,以观察透析效果、预防和及早发现并发症。常见检查项目见表3-1。

表3-1　透析患者定期检查项目

频率	检查项目
每月1次	电解质(钠、钾、钙、磷、二氧化碳)
	血常规(血红蛋白、白蛋白)
	碱性磷酸酶、谷丙转氨酶、谷草转氨酶
	血清铁、总铁结合力
	透析前及透析后的肾功能(尿素氮、肌酐)
	铁蛋白、转铁蛋白结合度
每3个月1次	甲状旁腺素
	糖化血红蛋白(对于糖尿病患者)
	肝功能
	血脂
	C反应蛋白
	心电图
	心脏彩超
每6个月1次	乙型肝炎病毒表面抗原(HBsAg)、丙型肝炎病毒抗体(抗-HCV)
	人类免疫缺陷病毒抗体(抗-HIV)
	梅毒螺旋体抗体(抗-TP)

透析间期
的自我
保健

10. 两次透析间期需要注意什么?(视频:透析间期的自我保健)

患者进入长期血液透析,需遵照医生制定的透析处方进行规律的血液透析,血液透析治疗一般为每次4小时,每周2~3次,在医院血液透析室进行。在 2 次透析间期,在家中的日常生活需要注意以下几点。

(1)注意饮食,摄入优质蛋白,补充充足的热量,限制含钾和磷的食物摄入。

(2)限制每日液体摄入量。

(3)掌握好每月的化验结果:透析前后肾功能变化、血电解质、血色素水平,了解透析的充分性以及自身的营养情况。

(4)把握好自己的"干体重",透析时的脱水量,透析间期控制体重增长。

(5)遵医嘱用药。

(6)保护好自己的生命线——动静脉内瘘和透析导管。

(7)透析间期如有不适及时就医。

11. 透析过程中会有不舒服吗?

透析过程中一般无不适,少数人可能会出现一些不舒服,表现如下。

(1)肌肉痉挛:由于低血压、超滤过度、患者透析后体重低于"干体重"或低钠透析所引起,一般多发生于腿部或脚部的肌肉,可表现为持续性或间断性的疼痛,时间几分钟至几小时不等,可通过按摩肌肉等手段缓解。

(2)首次使用综合征:多发生于透析开始后数分钟至 30 分钟内,可有灼热、呼吸困难、窒息、濒死感、瘙痒、荨麻疹、腹部绞痛、腹泻等症状。有些表现是一过性的,稍平稳后可缓解;部分严重症状,应给予对症处理,如吸氧、心肺功能支持等。

(3)失衡综合征:是由于透析过程中血液中的溶质浓度极速降低,使血液和组织细胞液之间产生渗透压差所致,轻者有头痛、烦躁不安、恶心、呕吐、肌肉痉挛,重者可有定向障碍、癫痫及昏迷等。

(4)透析中低血压:多发生于超滤量过度,血容量不足,应用降压药物,透析过程进食等情况。临时处理可停止超滤,或降低超滤速度,将患者放置于头低脚高位,减慢血流速度,静脉注射生理盐水。

(5)心律失常:发生原因主要有冠心病、心力衰竭、电解质紊乱、尿毒症心肌病、贫血和低氧血症。多由于血清钾、钙的变化所致。部分患者是由于透析血压下降,冠脉循环血量减少所致。

（6）发热：多由于致热原反应或感染所引起。透析开始后立即出现考虑为管道污染，根据发热程度进行处理，低热注意观察，如果发生高热需要终止透析做进一步的处理；1 小时后出现考虑为致热原反应，可给予地塞米松 5 毫克静脉滴注，根据情况遵医嘱用药。

12. 血液透析时如何预防低血压？（视频：预防透析相关性低血压）

预防透析
相关性低
血压

低血压是血液透析中常见的并发症之一，可引起超滤困难，从而不能充分地将患者体内多余的水分清除，影响透析质量，以致水肿加重，危及生命。所以，预防透析时低血压的发生，是保证透析质量和患者安全的重要措施。那么如何预防透析过程中的低血压呢？首先要从了解引起低血压的原因说起。

（1）透析相关低血压的原因

1）低血压发生主要因为超滤量过多、超滤速度过快、腹泻、呕吐、出汗过多引起的血容量不足。

2）低蛋白血症，贫血，糖尿病，多囊肾，腹水，蛋白质摄入过少的患者容易低血压（人体里面白蛋白就像一个吸水海绵，吸水海绵一减少，血管血容量自然下降）。

3）透析患者对醋酸盐透析不耐受（醋酸盐对末梢血管有扩张作用，可降低周围血管阻力，使血压下降）。

4）机体自身因素，如透析前口服降压药，在透析过程中进食过多、过快，使胃肠道血管扩张，血液分流。

5）透析膜的生物相容性差，透析液温度过高引起血管扩张造成低血压。

（2）预防透析低血压

1）尽量减少脱水量，加强自我管理，严格控制体重不要增长过快，每天体重增加不超过 1 千克，每次透析脱水量控制在干体重的 5% 以内。

2）加强营养，减少营养不良的发生，注意血中白蛋白的含量，尽量维持在 40 g/L 以上，必要时可在透析中输注白蛋白。

3）定期做血液滤过治疗，血液灌流治疗，可增加身体内大分子毒素的清除,有助于减轻炎症反应的发生。

4)密切监测电解质的变化,避免电解质紊乱,如低钠血症等。

5)透析过程中可采用高钠透析、低温透析,透析过程中尽量不要进食过饱,透析前不要口服降压药。

6)用促红细胞生成素和铁剂纠正贫血,增强体质和耐受力,适当运动,保持良好的心态,必要的药物干预也很重要,如米多君、生脉饮口服液对提升血压有一定的作用。

13. 透析后的我有什么改变?

对于长期透析患者,体内毒素的蓄积,会出现一些慢性并发症,如肾性骨病、贫血、全身乏力、免疫力低下等,因而患者的面容、骨骼、体形会有改变。

为了避免这些改变的发生,应遵医嘱规律透析、合理饮食、遵医嘱用药,采用血液透析及血液灌流、血液透析滤过联合治疗,从而减少透析慢性并发症的发生。

肾性骨病
关节表现

14. 长期透析为什么会贫血?

贫血是尿毒症早期的症状,其贫血的原因主要是促红细胞生成素生成减少,毒素对红细胞破坏力加大,红细胞寿命缩短。肾脏有一重要功能,即分泌促红细胞生成素,并刺激骨髓增生而产生红细胞。但在肾衰竭时,促红细胞生成素的生成减少。另外,产生促红细胞生成素抑制因子增多,促红细胞生成素失去了活性。尿毒症时血中甲状旁腺素也增多,直接抑制红细胞的生成造成贫血。同时,红细胞的寿命也明显缩短,仅为正常人的一半。尿毒症患者还因营养不良,体内缺乏铁剂及维生素、叶酸,由于造血原料不足,使红细胞生成减少导致贫血症。另外,由于长期透析,每次体外循环有少量的血液无法完全回输体内,造成慢性失血,因此总会有贫血的并发症发生,可以通过使用铁剂、促红细胞生成素等药品纠正贫血。

15. 长期透析对人体有哪些伤害?

长期透析的患者会因为一些慢性并发症,造成对身体的影响,所以学习相关的知识,加强自身的健康状态监测,防止并发症的发生是非常必要的。具体的一些并发症如下。

消化道出血是尿毒症常见并发症之一,尤其是接受血液透析的尿毒症患者,由于肌酐、尿素氮指标均较正常值高出许多,间接刺激胃肠道系统引起出血,再者尿毒症时常合并血小板功能不全引起凝血障碍,血小板功能不全又加重了消化道出血,另外在血液透析中抗凝剂的应用常可诱发或加重消化道出血。

感染的发生已成为透析患者死亡的第二位原因,随着各透析单位的患者人数日益增多,透析人群日趋高龄化,透析过程中血液在体外循环,如果操作不当,感染管理不到位会引发相关的血液感染。另外,中心静脉导管及动静脉内瘘的正确维护,可以有效避免导管相关性血流感染的发生。因此,长期透析患者应该做好自我健康的监测,防患于未然,减少透析对自身健康的伤害。

16. 什么是血管通路?

肾衰竭患者进行血液透析时,将血液引出体外,经过净化后再回输体内,将血液引出体外和回输体内都是靠良好血管通路完成的。因此,没有血管通路是无法进行血液透析治疗的,血管通路是血液透析患者的"生命线"。一条稳定可靠的血管通路,是顺利进行血液透析的基本保证。良好的血管通路的基本要求包括:血流量能够达到每分钟200~300毫升;容易建立体外血液循环,能反复使用。血管通路包括临时性血管通路(颈内静脉置管、股静脉置管)、半永久性血管通路(带涤纶套的中心静脉置管)、永久性血管通路(自体动静脉内瘘、人工血管内瘘)。

17. 为什么选择长期中心静脉导管?

中心静脉导管分为临时的和长期的(带涤纶套的中心静脉置管),临时中心静脉导管是直接通过皮肤穿刺后,放进大血管中,其使用寿命短,易感染;长期静脉导管(带涤纶套的中心静脉置管)是在本身的导管上加了一个涤纶套,与皮下一些组织发生粘连,形成一个纤维的屏障,可以阻止细菌通过这个表层随导管进入血液,其使用寿命相对较长。

18.留置中心静脉导管期间如何做好日常护理?(视频:血液透析中心静脉导管的护理)

留置中心静脉导管是一个长期的过程,在日常生活中要注意保护导管,预防导管相关并发症,提高生活质量。

血液透析中心静脉导管的护理

(1)留置导管期间做好个人卫生,保持导管清洁干燥,避免污染。如穿刺处出现红、肿、热、痛,体温异常,及时告知医生处理,以防感染。

(2)股静脉留置导管患者不宜过多走动,不干体力活,尽量不弯腰,留置导管一侧大腿与身体不做90度弯曲姿势,大便采取坐便马桶,睡觉时取平卧位或导管对侧卧位,以防止血液倒流,堵塞导管。

(3)颈部静脉留置导管患者颈部不宜剧烈转动,以防导管滑脱,尽量穿开襟上衣。

(4)留置导管期间,穿脱衣服时不可用力过猛,以免将留置导管拔出,若在家不慎将导管拔出,应立即压迫止血,到医院及时处理。

(5)居家洗澡时一般多采用擦浴或者淋浴,避免弄湿外层敷料,若外层敷料弄湿后可用无菌纱布及时更换。

(6)注意饮食,避免吃过甜过黏、油腻的食物,如汤圆、巧克力等,以免血液黏稠堵塞导管,影响使用。

19.动静脉内瘘是什么?

动静脉内瘘是使用手术方法将动脉和静脉永久性地连接,从而使静脉扩张,管壁肥厚,可耐受穿刺针的反复穿刺。可分为自体动静脉内瘘和移植人工血管内瘘(图3-2)2种。动静脉内瘘成熟一般需要4~8周,至少应在4周以后行血液透析。

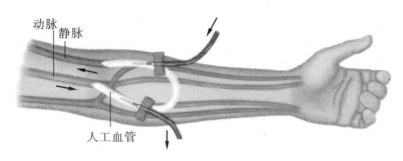

动脉
静脉

人工血管

图 3-2 移植人工血管内瘘

20. 动静脉内瘘的患者如何做好日常护理?（视频:动静脉内瘘的护理）

动静脉
瘘的护理

做了动静脉内瘘后,在日常生活中要保护好内瘘血管,保证安全有效使用,预防并发症的发生,提高透析质量,应注意以下几点。

（1）内瘘侧肢体不可负重,睡觉时不要压迫,可将软枕垫在肢体下方,促进静脉血流,以减轻肿胀程度。

（2）注意对内瘘侧肢体的保护,避免碰撞,防止受伤。

（3）衣袖要宽松,内瘘侧肢体避免戴饰物。

（4）内瘘侧肢体不能测血压、输液以及抽血。

（5）每日监测血压,按时服用降压药,防止高血压,避免低血压的发生。

（6）保持内瘘侧肢体的清洁,每天清洗局部,预防感染。

（7）术后 1 天开始做健瘘操。方法为:握拳（保持 3 ~ 5 秒）—松拳,可以用握力球或握力器,每天 500 ~ 600 次,逐渐增加至 1 000 次左右。

（8）自我监测:内瘘吻合口有无震颤,听诊有无血管杂音。

21. 长期血液透析"怎么吃"更合理?（视频:长期血液透析患者的饮食要求）

长期血液
透析患者
的 饮 食
要求

长期血液透析患者营养管理极其重要,在饮食方面有九大饮食原则,许多肾病患者常常由于饮食不当而出现多种并发症或加重病情。因此,长期血液透析患者应遵循以下饮食原则。

（1）优质低蛋白：尽量减少植物蛋白，过多摄入会加重肾脏负担，适当补充牛奶、鸡蛋、鱼、瘦肉等动物蛋白。

（2）补充热量：活动后应多食用高热量食物（如白糖、蜂蜜、水果糖、植物性油脂等），选择一些含热量高而蛋白质含量低的主食类食物，像土豆、藕粉、粉丝、芋头、白薯、山药、南瓜、菱角粉、荸荠粉等。

（3）低盐低脂

低盐：一般日摄盐量以 2～4 克为宜。少食甚至不食咸菜、各种腌制品。外出用餐时，可以加用白开水将食物中的盐冲淡。

低脂：多采用植物脂肪，少食动物脂肪，并将每日植物油摄入量控制在 60～70 克以下。植物油如豆油、葵花籽油、橄榄油或花生油等代替动物脂肪作为能量的来源。

（4）低钾饮食：严重的高钾血症可引起心搏骤停等生命危险，故应十分警惕。每日钾的摄入量应限制在 2 克以下，慎食高钾食物，亦可通过烹饪的方法将含钾高的食物去钾，如土豆用水浸泡，蔬菜在水中煮熟弃水食菜，水果加糖水煮后弃水食果肉等。

（5）低磷：应禁食动物内脏如脑、肝、肾等，不吃烧鹅、海鲜、老火汤，不喝酒，少吃南瓜子等干果。

（6）控制液体的摄入：透析期间过多水摄入可导致水中毒和心血管并发症，因此要控制水分的摄入，一般一天水分摄入总量不超过 1 000 毫升，其中包括稀饭、牛奶、面汤、菜汤等。

（7）低嘌呤：花生、鸡汤、各种肉汤、猪头肉、沙丁鱼及动物内脏等都含有大量嘌呤，故应该严格限食。瘦肉中也含有嘌呤，在食用时可先将肉在水中煮一下，弃汤食用。

（8）补充维生素等：摄入充足维生素、微量元素。B 族维生素、维生素 C 和锌、钙、铁等，可对肾脏起保护作用。

（9）适当饮食高纤维素：饮食高纤维素有利于保持大便通畅，促进毒素排泄，维持人体代谢平衡。常见食物如玉米面、荞麦面、芋头、海带丝、水果、蔬菜等。

22. 怎样做到少喝水？（视频：水肿时如何饮水）

水肿时如
何饮水

长期透析患者应限制液体摄入，所以患者要尽量少喝水，同时，患者还应掌握控制和解决口渴的方法，具体如下：

（1）低钠饮食，限制盐的摄入，不吃腌制食品及过咸的食物。

（2）饮水量越少越好，并且要把入口的所有液体都要算作饮水量，如牛奶、粥、汤、水果等，最大量也不要超过1 000毫升。饮水时，不要连续大量饮用，可以一口水含在口腔片刻，之后咽下，这样就能有舒服感，满足了饮水欲望。

（3）注意饮水的温度和方法，病情允许的情况下尽量饮用冰水或热水，异常的水温通过感受器传至口渴中枢，能够达到止渴的目的。

（4）口渴时用棉花湿润嘴唇或漱口；咀嚼口香糖，含块柠檬，吃一颗酸梅子。

（5）将家中的杯子换成较小容量并且带有刻度的，如有可能最好在杯子内放置吸管用来饮水。平常不要饮用茶、咖啡、碳酸饮料、高糖饮料，这样的饮料只会让患者越喝越渴，起不到解渴的作用。并且一定要让患者知道自己每天饮水量是多少，便于自我管理。

（6）家属的配合，家属与患者一起制订水盐控制计划，在家庭创造一个能够限制水盐的环境。家属尽量避免在患者面前大口饮水，以及说与口渴、饮水相关的语言，避免在显著位置放置水壶杯子。

（7）要养成规律健身的习惯，健身不仅能提高患者的心肺功能，减轻体重，愉快心情，加强社交，还能增加不显性失水（呼吸道及皮肤水分的蒸发）以及汗液的排出量，减少了体内的水量。

（8）在干燥的季节可以应用加湿器增加居室内的空气湿度，减少患者口腔干燥的感觉。

（9）严格控制血糖，也能够减少饮水。糖尿病在中医中被称为"烦渴"，其症状就是多饮、多食、多尿、体重下降，血糖高的人也会大量饮水，以便糖分能够以尿液的形式排出体外。但是尿毒症患者尿量减少，水是喝进去了，存在体内，不排出去就出现了水肿，所以将血糖控制在正常范围也可以减少口渴的感觉。

23. 如何饮食才能预防高钾血症?

透析过程中如果饮食等不当,会引起透析性高钾血症。一般而言,抽血测得血清中的钾离子浓度超过 5.5 mmol/L 即可诊断为"高钾血症"。

发生高钾血症后会出现以下临床表现:①在神经肌肉方面,可能会有麻木、无力等情形出现,另外可能会有脸、舌、腿、手的感觉异常。②严重者可能会出现心律失常或心搏骤停而导致死亡。③肾功能不良者,易引起代谢性酸中毒。

那么如何饮食才能避免高钾血症呢?

(1)减少摄取含钾高的食物:每日可允许摄取总钾量为 1 500 ~ 2 000 毫克。少食含钾高的食物,如香蕉、柑橘、柳橙、葡萄柚汁、干果类、无花果、干豆类、小麦、胚芽、肉汤、牛奶制品、茶、咖啡、运动饮料、全麦面包等。

(2)不可食用杨桃:杨桃易引起高钾血症,食用后会出现打嗝甚至意识不清,肌肉麻木,故不可食用。

(3)不可食用"低钠高钾"调味品:市面贩卖的低盐酱油、无盐酱油、半盐、代盐等调味品钾的含量较高,甚至其低钠的成分就是以钾来代替,也就是"钠低钾高",故低钠盐和低盐酱油都是属于高钾食物不可食用。

(4)蔬菜类:为使钾离子减少,可以先用水煮过,捞起,再用油炒或油拌。

(5)避免食用菜汤或肉汤拌饭。

(6)糖尿病肾病患者应控制好血糖,以防血钾过高。

(7)避免热量不足或长久饥饿,而导致血钾过高。

(8)中药含钾较高,应小心服用。

(9)个别保健食品也为高钾的食品,应查看含量表后小心食用。

24. 预防高磷血症应该怎么吃? (视频:高磷血症知多少)

正常情况下磷通过饮食摄入,磷的排出主要是由肾脏完成。透析患者肾功能衰竭时磷排出障碍,易发生高磷血症,影响血中钙离子浓度,使之更趋下降。高血磷和低血钙刺激甲状旁腺,引起继发性甲状旁腺功能亢进,导

高磷血症
知多少

致骨质钙化障碍,这使幼年患者会产生佝偻病,成年患者则出现肾性骨病,如纤维性骨炎、骨软化症、骨质疏松、骨硬化症等,颅骨硬化可致脑积水及颅神经受压,导致眼萎缩、面瘫、失听等。所以透析患者要了解相关饮食知识,做到合理膳食,严格控制血磷。预防高磷血症饮食应该注意以下几点。

(1)禁食或限食高磷食物,生活中常见的高磷食物有蘑菇、紫菜和海带,黄豆、绿豆和小米,鱼、虾、鳝鱼和内脏,糙米、糙面和奶粉,坚果、葡萄、巧克力,可乐和茶叶等。

(2)多食低磷食物,生活中常见的低磷食物有冬瓜、茄子、西红柿、水萝卜,粉皮、粉条,苹果、木瓜、白兰瓜,精米、精面和藕粉,牛肉、蛋清和海参,芋头、酸奶、田鸡肉。

25. 血液透析时采取什么体位更合适?

良好的血管通路是保证血液透析顺利完成的一个先决条件,为了保持血管通路的顺畅性,除了需要医生精湛的血管造瘘技术外,透析时患者的体位摆放也会影响血管的通畅,所以透析时的体位摆放非常重要。如何摆放体位才能保证透析时血管通畅,顺利完成透析呢? 具体分为 3 种情况来叙述。

(1)动静脉内瘘:患者都是在透析室有规律透析,每周 2~3 次,每次4 小时左右,患者可仰卧位、侧卧位,内瘘侧肢体不能受压,也可半坐卧位,手臂可置于一平台上,不宜过高,要求置有穿刺针的肢体,不能离开床面,不可频繁挪动、翻转、牵拉、弯曲。

(2)颈内静脉置管:要求患者在透析室进行透析时取仰卧位,脖子不能随意扭动,以免影响流量,如患者耐受不住,在不影响血流量的前提下,可侧卧位或稍抬高床头。

(3)股静脉置管:对于股静脉置管的患者,可取仰卧位,侧卧位(置管侧不能受压),床头可稍抬高,不能频繁挪动、翻身,置管侧肢体不能离开床面,不能弯曲、牵拉,坚决不能下地。以免影响血流量,进而影响透析时间和充分性。

特别提示:所有患者在进行治疗时均不允许下地,大小便均在床上进行,以确保安全性。

26.如何保护好血液透析导管?（视频:如何预防隧道感染）

如何预防
隧道感染

保护好血液透析导管能延长导管的使用寿命,降低各种并发症的发生概率,从而减少痛苦,减轻经济负担。那么,我们应该如何保护血液透析导管呢?

（1）预防隧道感染:隧道是指导管皮肤开口处至导管植入血管内的那一段皮下组织所形成的通道,日常生活中如果护理不当,会引起隧道感染。

隧道感染的主要表现:①有分泌物自导管口渗出;②导管口局部皮肤发红;③沿隧道走行的皮肤出现红、热、痛。

预防隧道感染的方法:①患者以及家属要充分认识到留置导管的重要性。②每天定时监测体温,如有体温异常及时与医生联系。③在穿脱衣服时要特别注意,防止牵拉导管,尽量选择对襟上衣。④睡觉时以平躺为宜,避免压迫导管。⑤注意个人卫生,勤洗手,勤剪指甲,不要挠抓导管周围的皮肤,防止皮肤破溃后引发的感染。⑥患者淋浴一定将留置导管及皮肤出口处用防水敷料密封,以免淋湿后感染。少去公共场合,以免增加感染机会。

（2）预防血栓形成:①血液透析导管应专管专用,不宜另作他用,如静脉输液、输血、静脉采血等。②避免用力增加腹压,尽量保持大便通畅,如厕时避免用力,防止血液回流进入导管而造成管内凝血堵塞。③颈静脉留置导管者睡眠时尽量仰卧位,或卧于置管的对侧,避免大幅度活动及压迫导管而影响血流。④股静脉留置导管者坐位时身体不宜前倾,身体与腿的夹角不应小于90度,防止导管变形打折。⑤如发现导管内有血液回流请及时就诊,重新封管,避免管腔内血液回流凝固堵塞管腔。⑥透析结束后护士会为您正压封管,关闭导管夹子,在透析间期导管夹子、肝素帽需处于关闭状态,切勿自行开关,避免造成血栓形成及感染。

保护好血液透析导管,延长导管的使用寿命是一项长期的任务,需要患者和医护人员的共同努力,只有这样,患者的这条"生命线"才能更好地发挥它的作用。

（董　璠　吴　丹　李　佳　罗冬平　王志航　胡灵利）

四、肾上腺疾病

1. 肾上腺的位置在哪里？有哪些功能？

肾上腺是成对的器官，位于腹膜后，在双侧肾内前上方。肾上腺皮质占正常腺体的 90% 左右，包绕着髓质。肾上腺分泌的激素具有重要的内分泌功能。皮质由外而内分为 3 层：球状带主要分泌盐皮质激素，束状带主要分泌糖皮质激素，网状带主要分泌脱氢异雄酮及其硫化物。肾上腺髓质主要由高度分化的嗜铬细胞组成，其内部为含肾上腺素或去甲肾上腺素的分泌颗粒。

2. 皮质醇增多症的主要临床表现有哪些？

（1）向心性肥胖：向心性肥胖是皮质醇增多症的主要症状，表现为头面部、后颈、锁骨上窝及腹部有大量的脂肪堆积，形成特征性的"满月脸""水牛背""罗汉腹"，但四肢并不增粗，伴有体重增加。其主要原因是糖皮质激素分泌过量，引起糖异生作用增强，胰岛素分泌增加，促进脂肪在胰岛素敏感区域堆积。

（2）皮肤变化：面部的皮肤菲薄、温暖、潮湿、油腻、皮下血管明显，呈多血质面容。下腹部两侧，大腿前、内侧，股部及臀部、腋窝处常出现粗大的紫红色条纹，称为紫纹。这是由体内雄激素增加，促进红细胞的生成；加之皮质醇增高导致皮肤胶原蛋白过度分解，从而皮肤菲薄、毛细血管扩张、脆性增加和淤血所致。

（3）高血压：一般为轻至中度。

（4）糖尿病及糖耐量受损：过多的糖皮质激素促进糖原异生，同时又抑制组织利用葡萄糖，导致血糖升高甚至糖尿病。这种糖尿病所引起的血糖及尿糖都不甚高,但对胰岛素治疗不敏感。

(5)骨质疏松和肌肉萎缩:体内糖皮质激素的增高促进机体的蛋白分解,抑制蛋白合成;过多的糖皮质激素还抑制骨基质蛋白的形成,促进骨内蛋白分解、减少肠道钙的吸收、增加尿钙,造成骨质疏松和肌肉萎缩。常出现腰背痛、骨痛和身高缩短。骨质疏松最显著的部位是脊柱,尤其是胸椎,严重时可发生压缩性骨折。

(6)性功能紊乱和副性征的变化:多数女性表现为月经不调、不育、男性性征,如女性生胡须、体毛浓密、面部痤疮、阴蒂增大等;成年男性表现为勃起功能障碍或性功能低下;少年儿童表现为腋毛和阴毛的提早出现。

3. 原发性醛固酮增多症的临床表现有哪些?

(1)高血压:几乎所有患者均有高血压,以舒张压升高为主。随着病程发展,血压可逐渐升高。多表现为中等程度的高血压,对常规降压治疗效果较差。

(2)低钾血症:是中晚期表现,约70%患者呈持续性,30%为间断性。患者表现为肌无力,甚至周期性瘫痪,四肢受累多见,常因劳累、久坐、呕吐、服用利尿药等诱发,也可突然发作,严重者可发生吞咽困难、呼吸困难和心律失常,心电图出现低血钾的相应改变。合并代谢性碱中毒者可出现低血钙。

(3)失钾性肾病:由于长期缺钾,肾浓缩功能下降,患者出现烦渴、多饮、多尿、夜尿增多等,每日尿量可达3 000毫升以上,尿比重下降。

4. 儿茶酚胺增多症的临床表现有哪些?

多数患者表现为以儿茶酚胺增多为基础的症状和体征。阵发性高血压或持续性高血压伴阵发性发作是本病的典型特征;多数患者伴有代谢紊乱。

(1)高血压:50%以上患者在高血压基础上发作时血压极度升高,40%左右患者平时血压正常,发作时血压极度升高,收缩压可达200～300毫米汞柱,舒张压可达130～180毫米汞柱,甚至过高导致血压测不出。典型症状是剧烈头痛、面色苍白、大汗淋漓、心动过速。发作终止后迷走神经兴奋,出现两颊皮肤潮红、全身发热、流口水、瞳孔缩小等症状。发作时间通常在数秒或数分钟。长者可达 1~2 小时至数十小时。发作频率一般数月 1 次或 1 日数次。有发作渐频、间隔渐短趋势。最终可发展为持续性高血压。

（2）代谢改变：表现为基础代谢率增高、血糖升高、脂代谢紊乱、低钾血症。

（3）消化道症状：儿茶酚胺使肠蠕动及张力减弱、胆囊收缩减弱，可出现便秘、腹胀、胆汁潴留、胆结石。

（4）儿茶酚胺性心肌病：是较严重的特殊并发症，常以急性左心衰为主要表现，可伴心律失常、心肌退行性变、坏死、高血压性心肌肥厚、心脏扩大等。

（5）其他：约 15% 患者腹部可扪及包块；膀胱内肿瘤；视力障碍；白细胞、红细胞增多症。

5. 发现高血压，为什么要查查肾上腺？

患高血压时，如果应用一些降压药物不能控制时，需要查查肾上腺，因为一些肾上腺疾病常常会引起高血压。

肾上腺疾病从宏观上可分为激素分泌过少及激素分泌过多两类。激素分泌过少，患者常无高血压症状，主要表现为精神及身体发育异常。激素分泌过多，患者常常出现高血压等症状，患者主要病因如下。

（1）皮质醇增多症：由于皮质醇可增加血管紧张素水平，又能够产生糖皮质激素样作用，因此高血压症状较为多见。

（2）自发性醛固酮增多症：由于肾上腺皮质分泌过量的醛固酮激素，引起以高血压、低血钾、高血钠、低血浆肾素活性和碱中毒等临床表现。

（3）儿茶酚胺增多症：增多的儿茶酚胺作用于肾上腺素能受体，导致血管收缩而出现高血压状态。常常阵发性发作，常见诱因包括精神刺激，弯腰，排便，排尿，触摸腹部肿块、按压肿块，麻醉诱导期，药物（甲氧氯普胺、三环类抗抑郁药）等。

6. 肾上腺危象的临床表现有哪些？

肾上腺危象一般发生在肾上腺手术后 24~48 小时，但最初的症状往往在术后数小时即开始出现。主要表现为体温升高或低于正常、出现乏力、软弱、精神萎靡或嗜睡,也可表现为烦躁不安、神志不清或昏迷,心率可加快,有时可达 160 次/分,患者四肢厥冷、呼吸困难、血压下降甚至休克。这些症状是糖皮质激素和盐皮质激素不足所引起的电解质紊乱及急性周围循环衰竭的表现。在迅速排除气胸、哮喘所引起的呼吸困难和失血引起的休克后,应立即静脉补充皮质醇类激素。

7. 如何预防肾上腺危象?

肾上腺肿瘤切除后,肾上腺皮质功能低下需要相当一段时间才能恢复,此时术后糖皮质激素的替代治疗尤为重要。通常在手术后 24 小时内静脉滴注氢化可的松 200 毫克。以后逐渐减量,且在减药过程中注意患者的全身反应。根据萎缩肾上腺组织的恢复情况,小剂量激素补充(每日氢化可的松 20 毫克)应持续 6~24 个月。注意不要随意停药、减量,以免肾上腺危象的发生。

8. 肾上腺肿瘤术后有哪些注意事项?

(1)肾上腺肿瘤患者术后:应注意监测生命体征及血清电解质水平,记录 24 小时出入水量,遵医嘱补充液体,纠正水、电解质及酸碱平衡失调;遵医嘱用药,控制血压;观察肾上腺危象的表现,一旦出现及时通知医生处理。

(2)用药指导:行肾上腺全切除或次全切除患者需终身激素替代治疗,告知遵医嘱服药的重要性,切勿自行增减剂量。若术后血压未降至正常水平,需继续遵医嘱服用降压药。口服补钾的患者注意饭后服用,减少对胃肠道的刺激。

(3)复诊指导:定期复查血压、血清电解质,根据情况进行腹部超声和CT 检查,以判断疾病的治疗效果及康复情况。

(李艳丽　韩林俐　张玲玲)

五、尿路感染

1. 什么是尿路感染？

尿路感染是一种疾病。人体泌尿系统由肾、输尿管、膀胱、尿道等组成，它的任何一个部位发生感染性炎症，均可称为尿路感染。根据发病部位的不同，可分为上尿路感染（包括肾盂肾炎和输尿管炎）和下尿路感染（包括膀胱炎和尿道炎）。

发生尿路感染时，典型者的症状是尿频、尿急、尿痛。尿频是指排尿频繁，次数增多，严重时如厕频度达数分钟一次，患者常有排尿不尽的感觉。尿急是指有尿意时急于排出。尿痛是指排尿时有疼痛感。

2. 什么是尿路刺激征？

尿路刺激征是因泌尿系统疾病引起的膀胱刺激症状，表现为尿频、尿急、尿痛，疼痛呈烧灼感。

（1）尿频：指排尿次数增多但每次尿量减少。正常人膀胱容量男性约400毫升，女性约500毫升。每日排尿次数因年龄、饮水量、气候和个人习惯而不同，一般白天排尿4~6次，夜间0~1次；每次尿量200~300毫升。

（2）尿急：有尿意就迫不及待地要排尿而不能自控，但尿量却很少，常与尿频同时存在。多见于下尿路急性炎症或膀胱容量显著缩小、顺应性降低，也可见于无尿路病变的焦虑患者。

（3）尿痛：排尿时感到疼痛。可以发生在排尿初、排尿过程中、排尿末或排尿后。疼痛可表现为烧灼感甚至刀割样疼痛。尿痛常见于膀胱或尿道感染、结石或结核等。

3. 如何判断我得了尿路感染?

患了尿路感染常出现一些症状,这些症状可分为局部症状和全身性症状。人体一旦有这些症状发生,要警惕是否患了尿路感染。

局部症状包括尿频、尿急、尿痛、小腹痛、腰痛和尿不尽,可有脓尿和肉眼血尿。急性或慢性膀胱炎多表现为局部症状。

全身性症状包括寒战、发热、头痛、恶心、呕吐等,多见于急性肾盂肾炎和尿脓毒血症。慢性肾盂肾炎患者可出现水肿、尿量减少或夜尿增多等症状,除此之外,尿路感染还可出现会阴部坠胀、肾区叩击痛、输尿管径路压痛等。

判断尿路感染的依据:①具有尿路感染的临床症状;②有明确的实验室证据(包括尿中检出白细胞及病原微生物)。需要将二者结合起来才能进行判断,只依靠症状就做出诊断是不够的,因为有的人可以只有单纯的尿路刺激症状而无感染的实验室证据,而有的人有明确的尿路感染的实验室证据而无任何临床症状。

4. 判断尿路感染需要做哪些检查?

是否患了尿路感染,除了表现为一些尿路感染的症状外,还需要做一些检查来确诊,并通过这些检查结果来判断病情的严重程度,医生参考这些检查结果用于制订和调整治疗方案,常用的检查包括以下几项。

(1)尿常规检查:尿常规检查中一些重要指标对尿路感染的诊断非常有参考价值,这些指标包括尿亚硝酸盐阳性、白细胞酯酶阳性、蛋白尿、血尿、白细胞尿(即脓尿)。

(2)尿细菌学检查:尿细菌学检查是诊断尿路感染的关键手段,包括尿细菌培养和尿涂片镜检细菌。只要条件许可,应尽可能进行尿细菌培养。这项检查可以明确诊断和协助治疗。

(3)其他感染性指标:其他感染性指标检查对尿路感染诊断也有重要意义,例如血中白细胞计数和分类、红细胞沉降率、C反应蛋白、内毒素、降钙素原等。

（4）泌尿系统超声检查：是最常用的检查手段，可以发现合并的尿路梗阻、积脓、结石等病变。在超声检查有阳性发现时，静脉尿路造影和螺旋 CT 可进一步确定是否有病变，必要时可以进行泌尿系统核磁共振检查。尿路平片和静脉尿路造影可以发现上尿路结石和泌尿系统畸形。

5. 尿路感染与性病有关系吗?

尿路感染是泌尿系统感染，是由病原体感染而引起的疾病；性病是因性行为传播而引起的疾病。它们是两个不同类型的疾病，治疗方法和用药也各不相同。但是某些尿路感染是由性行为传播而引起的，例如淋病是由淋球菌感染引起的尿路感染，是通过性行为而传播的疾病，所以这类尿路感染与性病有关。

总而言之，尿路感染和性病是否相关，取决于其发生原因以及传播途径，不能一概而论。

6. 怀孕了为什么容易发生尿路感染?

妊娠期妇女尿路感染十分常见，发生率为 4% ~6% 。由于妊娠子宫逐渐增大压迫输尿管，正常孕妇的尿液中又会有少量的糖，故细菌易于侵入繁殖而发生尿路感染症状。妊娠期尿路感染，轻者可引起膀胱炎，表现为尿频、尿急、尿痛、血尿，重者为急性肾盂肾炎，除有膀胱炎症状外，还会有明显的腰痛、发热、寒战等全身症状。

7. 怎样预防尿路感染反复发作?（视频:怎样预防尿路感染反复发作）

尿路感染是由细菌（极少数可由真菌、原虫、病毒）直接侵袭所引起，好发于女性。因此预防尿路感染的关键在于预防细菌入侵，方法如下：

（1）多饮水、勤排尿：每天大量饮水，每 2 ~3 小时排尿 1 次，可降低尿路感染的发病率，饮茶水或淡竹叶代茶饮也有一定的预防作用。

（2）注意个人卫生：会阴部及尿道口寄居的大量细菌，是发生尿路感染的先决条件。因此要经常注意会阴部清洁，勤洗澡，勤换内裤，清洗后的内

怎样预防
尿路感染
反复发作

裤要放在阳光下暴晒杀菌。

（3）去除慢性感染因素：积极治疗慢性结肠炎、慢性妇科疾患、糖尿病、慢性肾脏病、高血压等易发生尿路感染疾病，是预防复发的重要措施。

（4）尽量避免使用尿路器械和插管，如频繁做尿路检查或反复插尿管等。

8. 尿路感染会转变成慢性肾小球肾炎吗?

泌尿系感染与慢性肾小球肾炎是两种不同的疾病，泌尿系感染能导致肾盂型肾炎，一般不会引起慢性肾小球肾炎。

尿路感染是泌尿系统的感染性炎症，多由细菌引起，以大肠杆菌为多，常见的如急慢性尿道炎、膀胱炎、肾盂肾炎等;典型的尿路感染症状有尿频、尿急与尿痛等膀胱刺激症状表现，检查尿常规，显示尿中有大量白细胞、脓细胞或红细胞等。如除红、白细胞外，还有蛋白，提示肾盂受累，为急性肾盂肾炎。经抗生素治疗可治愈或好转。

慢性肾小球肾炎是一种原因不明的双侧肾小球病变，是一种无菌性炎症，多由免疫反应所致。以蛋白尿、血尿、管型尿、水肿、高血压等为临床表现，病程长、病情逐渐发展，后期可出现贫血与肾功能不全。

尿路感染及早发现，及早治疗，一般不会转化成慢性肾炎。

（闫　妍　王连竹　张玲玲）

六、泌尿系结石

（一）泌尿系结石

1. 你认识体内的这些不速之客吗?

大家都知道,泌尿系统容易患结石,如肾结石、输尿管结石等。可是结石是怎么形成的呢? 它到底是个什么样子呢?

根据结石的成分不同,泌尿系结石分为以下几类:草酸钙结石、磷酸盐结石、碳酸盐结石、尿酸盐结石、胱氨酸结石等。每类结石形状及物理特性各具特点,见表6-1。

表6-1　泌尿系结石的形状及物理特性

尿石名称	外形	表面	颜色	硬度	X 射线显影度
草酸钙	圆或卵圆形	粗糙	深褐	坚硬	+++
磷酸盐	不定形或鹿角形	颗粒状	微黄	较硬	+++
碳酸盐	成块	光滑或粗糙	灰白	脆	+++
尿酸盐	圆或卵圆形	光滑或粗糙	黄至褐	坚实	±
胱氨酸	不定	光滑	淡黄	较脆	±
黄嘌呤	圆或卵圆形	光滑	棕黄	坚实	±

2. 结石是怎么偷偷进入体内的?

泌尿系结石可由多种影响因素所致,常见影响因素如下。

（1）环境因素：地区的差异，气候条件差异，如炎热的地区可因出汗多导致尿液浓度升高，水质中钙成分的增加使结石更易于形成。

（2）个体因素：遗传因素、疾病、代谢异常、饮食习惯、机体的适应能力、药物等。

（3）尿路因素：大多数草酸钙结石原因不明。磷酸钙和磷酸镁铵结石与感染和梗阻有关，尿酸结石与痛风等有关，胱氨酸结石是罕见的家族性遗传性疾病，尿中排出大量胱氨酸所致。

3. 泌尿系结石分几类?

根据结石所在的位置不同，泌尿系结石又分肾结石、输尿管结石和膀胱结石。

4. 患了泌尿系结石需要做哪些检查?

患了泌尿系结石需要做一些检查来确认到底是不是结石，或者检查结石所在部位、大小以及对邻近组织的影响。常见的检查包括以下几种。

（1）腹部平片：这是一项首选的检查，可以诊断体内结石的部位、大小、形状等。

（2）静脉肾盂造影：是决定治疗方案最根本的检查。使用静脉注射造影剂后经肾脏滤过后排入尿道而使肾脏、输尿管及膀胱显影的一种方法。它不仅可显示尿路的形态，还可了解肾脏的排泄功能。

（3）逆行性尿路造影：对于静脉肾盂造影剂过敏者，可以通过这种方法检查，可以诊断患者的结石梗阻部位、输尿管是否有异常、肾盂肾盏部位是否有解剖异常。

（4）超声检查：超声检查也是比较常用的一种检查方法，简单、方便。

（5）CT 平扫：可发现小结石及输尿管中下段结石。

（6）内镜检查：例如输尿管镜、膀胱镜等。

5. 泌尿系逆行造影是怎么回事?

对于因各种原因引起的上尿路显影不满意或对造影剂过敏的患者，为明确诊断,可进行逆行造影。通过膀胱镜向一侧或双侧输尿管内插入输尿管导管直到肾盂内,注入造影剂以显示病变的部位。但是有尿道狭窄、前列腺增生、最近的下尿路外伤等,不能做逆行造影。

造影前需进行肠道准备,排空肠道内的气体及粪便,以获得满意的图像。检查开始先行膀胱镜检查,然后向输尿管内插入输尿管导管,拍摄一张尿路平片观察输尿管导管的位置是否合适,明确位置合适后,向输尿管导管内注入造影剂,可观察尿路内各种结石。尿路内造影浓度较高,尤其适用于肾功能不全、顺行造影显示不理想者。

6. 多喝水能预防结石吗?

答案是肯定的。多喝水能预防结石,保持每日尿量 2 000 毫升以上,肉眼为无色或者淡黄色。饮水量要分布在全日,成年男性饮水量在 2 500 ~ 3 000 毫升,女性及心、肺、肾功能正常的老年患者每日饮水 2 000 ~ 2 500 毫升,注意餐后及夜间饮水,每次为 300 ~ 500 毫升。这样对于未患结石的人来说可以预防结石的产生,对于患有结石的人来说会有利于结石的排出。

7. 怎么吃才能预防结石?

泌尿系结石的形成与饮食有关系,调整饮食结构可以预防结石的发生。日常饮食中应注意这几点。

(1)饮食禁忌:禁食含胆固醇高的动物肝脏,少食含草酸和高钙的食品,如菠菜、油菜、海带等。

(2)饮食适宜:对于体内已有结石的患者,根据结石的成分调整饮食结构,可以预防结石再度发生。尿酸结石应采用低嘌呤饮食,水果、蔬菜能使尿液转为碱性,对防止尿酸结石较好;肉类食物使尿呈酸性,对防止感染结石较好。对磷酸结石采用低钙、低磷饮食,含钙肾结石宜避免高钙、高盐、高草酸、高动物蛋白、高动物脂肪及高糖饮食。

8. 泌尿系结石会遗传吗?

遗传病学调查发现,泌尿系结石的发病有明显的家族倾向,泌尿系结石是多基因调控的染色体遗传性疾病,已经发现至少有3个位点的等位基因与草酸钙结石患者尿液中钙、草酸和枸橼酸的排泄有关系。也有学者观察到,夫妻一方患有泌尿系结石时,其配偶泌尿系结石的发病率也较高,这表示泌尿系结石的形成除了受遗传因素影响之外,周围环境因素对其发病也起着重要的作用。

(二)肾绞痛

1. 为什么会出现肾绞痛?

肾绞痛又称肾盂、输尿管绞痛,是由于某种病因使肾盂、输尿管平滑肌痉挛或管腔部分梗阻所造成的,其特点是突然发作剧烈疼痛,疼痛从患侧腰部开始沿输尿管向下腹部、腹股沟、大腿内侧、睾丸或阴唇放射,可持续几分钟或数十分钟,甚至数小时不等。

2. 肾绞痛发作时如何应对?

患了肾绞痛首先要解决的问题是止痛,常用的止痛药物包括镇痛药物和解除平滑肌痉挛药物,如双氯芬酸钠(扶他林)、吲哚美辛栓(消炎痛)、阿托品、盐酸消旋山莨菪碱(654-2)和黄体酮;同时针对结石采取"除石"治疗,例如体外冲击波碎石术、经尿道输尿管镜下取石术等,在清除结石的同时应该积极治疗尿石症病因。

3. 怎么分辨肾绞痛呢?

肾绞痛易与急腹症混淆,因此应与下列常见的急腹症进行区分,如急性阑尾炎、急性胰腺炎,育龄期女性患者还应除外宫外孕等。

(1)急性阑尾炎:典型表现为转移性右下腹痛及阑尾点压痛、反跳痛。伴阵发性加剧的右下腹痛、恶心、呕吐,且多数患者白细胞和嗜中性粒细胞计数增高。

(2)急性胰腺炎:典型表现为急性上腹痛,它是多种病因导致胰酶在胰腺内被激活后引起胰腺组织自身消化、水肿、出血甚至坏死的炎症反应,伴有恶心、呕吐、发热和血胰淀粉酶增高。

（3）宫外孕：典型表现是下腹部急性剧烈疼痛，伴有停经史、阴道出血，通过肛门指检可有直肠子宫陷凹内波动感。

4. 肾绞痛会反复发作吗?

肾绞痛会反复发作。肾绞痛并非是独立的一种疾病，而是一种症状，典型肾绞痛时辗转不安，面色苍白，伴恶心、呕吐，大汗淋漓，继之伴肉眼或镜下血尿。就发病规律而言，一旦病因解除，疼痛迅速缓解或呈不规则发作。肾绞痛伴有血尿，大多由肾与输尿管结石引起，但这不是结石所特有的症状，因此肾绞痛发作缓解后，必须进一步检查病因做相应的治疗。

5. 孕妇患了肾绞痛怎么办?

孕妇肾绞痛发作首先做彩超，需要去 2 个科室：泌尿外科和妇产科。如果孕妇患有肾结石，疼痛通常是突然发作，肾区疼痛最为明显，建议遵医嘱肌内注射黄体酮，口服排石颗粒，适当使用解痉的药物松弛输尿管，适当使用抗炎的药物。另外结石比较大的孕妇就需要手术治疗，对于妊娠期结石的患者，保持尿流通畅是治疗的主要目的，通过在局麻下行"经皮肾穿刺造瘘术""输尿管支架管置入术"等方法引流尿液，待分娩后再做进一步处理，为以后排出结石争取时间。

（三）体外冲击波碎石术

1. 体外冲击波碎石术是怎么回事?

体外冲击波碎石术（ESWL）是通过体外碎石机产生冲击波，由机器聚焦后对准结石，经过多次释放能量而击碎体内的结石，使之随尿液排出体外。自 20 世纪 80 年代初，德国多尼尔公司第一台体外碎石机问世以来，国内外体外碎石治疗已达数百万例，已成为治疗尿石症的常规首选方法。

2. 哪些泌尿系结石可以采用体外冲击波碎石术?

体外冲击波碎石的适应证与结石的大小、位置、化学成分及解剖位置有关。一般来说,直径小于 2 厘米的肾结石首选 ESWL 碎石;肾盂结石容易粉碎,肾中盏和肾上盏的结石 ESWL 碎石疗效比肾下盏结石效果好;磷酸铵镁结石和草酸钙结石容易粉碎,而尿酸结石、水草酸钙和胱氨酸结石较难粉碎;马蹄肾、异位肾结石等碎石后会影响结石排出。

3. 哪些泌尿系结石不适合体外冲击波碎石术?

虽然体外冲击波碎石术是一种排除结石的很好的治疗方式,但不是所有的结石都适用于此方式的治疗,不适合体外冲击波碎石术的情况有以下几种。

(1)碎石高危人群:这类人群如果行体外冲击波碎石术可能会加重原有疾病的病情甚至危及生命,所以这类人群禁忌行体外冲击波碎石术治疗。如心力衰竭、严重心律失常、严重心血管疾患和肾功能不全等。

(2)泌尿系有活动性结核:如果行碎石治疗,会加重结核患者的病情。

(3)不能纠正的出血性疾病:碎石可能会引起碎石部位出血不止。

(4)孕妇:碎石时冲击波及射线会对胎儿产生不良影响,应在分娩后再行碎石。

(5)结石远端有梗阻、肾盏憩室结石、基质结石、复杂结石、较大嵌顿结石等情况,碎石后的结石难以排出或排出困难。

(6)合并糖尿病,如果病情未控制,碎石后可能会发生无法控制的感染。应在血糖控制在正常水平时碎石。

(7)其他情况,如严重肥胖、骨骼畸形、合并尿路感染的急性炎症期或带有心脏起搏器者,体外冲击波碎石术都会产生一定的风险,不建议行碎石治疗。

4. 体外冲击波碎石术前应该做哪些准备? (视频:体外冲击波碎石术前的准备)

体外冲击波碎石术前的准备

体外冲击波碎石术前首先应该做好相关的全身检查,如抽血化验、做心电图等,了解是否伴有碎石治疗禁忌证,如心力衰竭、肺结核等;其次要检查泌尿系统情况,如腹部平片、彩超、尿路造影等,了解结石的位置、大小等,以便制定碎石方案;最后还要做好肠道准备,如口服缓泻剂清理肠道,排出肠道积气及粪便,避免损耗冲击波能量。

5. 碎石后该注意什么?

体外冲击波碎石术后不是治疗的结束,而是护理的开始,密切观察病情和全方位的护理,可以保证结石顺利排出、预防并发症的发生和促使患者早日康复。碎石后应注意以下几个方面。

(1)多饮水:每日饮水量应达到 2 500 ~ 3 000 毫升,多饮水冲刷尿路,预防感染且促进排石。

(2)多运动:适用于肾盂、输尿管内中小结石。如跑步、跳跃、上下楼梯等利于结石排出。

(3)采取有效体位、促进排石:术后卧床休息 6 小时;若患者无全身反应及明显疼痛,适当活动、变换体位,可增加输尿管蠕动、促进碎石排出。①肾结石碎石后一般取健侧卧位;②结石位于中肾盏、肾盂、输尿管上段,碎石后取头高脚低位,上半身抬高;③结石位于肾下盏,碎石后取头低位。

(4)疼痛的处理:轻度者一般无须处理。对于持续疼痛不缓解者可应用解痉剂。

(5)收集结石:碎石后观察尿液是否有结石,留取的结石标本可以进行结石成分分析。

(6)结石患者在体外冲击波碎石术后 2 周时,应到泌尿科门诊复查,影像学检查(X 射线片、B 超等)明确结石是否成功排出。

6. 能不能连续多做几次冲击波碎石?

不能,冲击波碎石术间隔时间要 1 周以上,最多不要超过 3 次。

体外冲击波碎石术是一种安全有效的结石治疗方式,但是也会对身体引起一些副作用,例如容易出现血尿、尿路梗阻等情况,一次的碎石治疗对身体损伤不大,机体能够耐受,轻型的副作用很快就会消失,但是短时间内连续多次治疗就会对身体造成很大的伤害,例如引起长期不愈的血尿、尿路梗阻,甚至会引起急性肾功能衰竭而危及生命等。

7. 除了冲击波碎石术还有哪些方式能够碎石和排石？

体外冲击波碎石术虽然是一种很好的结石治疗方法，但不是所有的结石都适用于此方式的治疗，还有一些情况的结石不适合，或者冲击波碎石术后效果不佳，那就需要其他的治疗方法了，这些治疗方法包括：经皮肾镜超声碎石取石术，经尿道输尿管镜下取石术，腹腔镜切开取石术，开放手术切开取石，钬激光碎石取石术，排石、溶石治疗等。

8. 什么是钬激光？它是怎么碎石的？

钬激光是一种激光装置产生的新型激光，激光呈脉冲式，激光的脉冲时间为0.25毫秒。钬激光作为一种特殊类型的激光，具有优秀的碎石能力，与一般的冲击波碎石原理不同，它是通过钬激光的热效应碎石，其余热还具有止血效果，同时还可以切除影响结石排出的息肉，结石排出的成功率极高，且操作简便，对组织损伤小，是目前效率最高的体内碎石。

9. 钬激光给结石患者带来了哪些福音？（视频：钬激光是怎样碎石的）

钬激光碎石术是目前泌尿外科一种成熟的新技术，它具有效率高、碎石快的特点。适用于肾结石、输尿管结石、膀胱结石、尿道结石等。这项碎石技术给结石患者带来了福音。钬激光碎石术的优点有以下几方面。

钬激光是怎样碎石的

（1）光束对周围正常组织损伤小，术后反应轻，伤口愈合快，瘢痕小。

（2）脉冲式激光的热效应仅作用于组织表层，脉冲之间的冷作用限制了组织的损害。

（3）使用光纤传输，不需在治疗部位更换器械，脚踏控制激光脉冲即可完成，可大大缩短手术时间。

（4）手术中通过气化进行治疗，能修整组织边缘使其光滑有坡度，不会形成瘢痕。

（5）止血效果好，手术中极少出血甚至无出血。

（6）手术中钬激光光纤可以弯曲，可以扩大治疗范围，使治疗更彻底，疗效更满意。

10. 钬激光碎石需要准备什么?

钬激光碎石前需要做一些检查和肠道准备,以保障碎石过程的安全。需要做的准备包括以下几方面。

(1)碎石前辅助检查,如静脉肾盂造影、尿路平片等确定结石的部位、体积及肾功能、肾积水情况。

(2)皮肤及肠道准备,清洁局部皮肤,清除毛发,术前晚禁食水并行清洁灌肠以排空肠道。

(3)碎石前 30 分钟常规肌内注射术前针。

(4)手术当天拍片检查,摄定位片再次确定结石部位,拍片后平卧于平车上,防止结石移位。

11. 钬激光碎石术后需要注意什么?

钬激光碎石术虽然治疗效果简单高效,但是碎石后如果护理不当,可能会增加不适甚至引起并发症的发生。所以碎石术后应该注意以下几点。

(1)卧位与休息:手术后应卧床休息 6 小时,因该术后需留置双 J 管,6 小时后如病情允许,尽早取半卧位,及早下床活动。

(2)饮食与营养:术后 6 小时内禁食水,通气后可进食流食,注意进食富有营养且易消化食物,避免大便干结。

(3)尿管护理:手术后妥善固定导尿管,保持通畅,防止受压、反折、堵塞,注意会阴部及尿道口清洁,尿管护理一日 2 次,避免感染。

(4)双 J 管护理:多饮水,勤排尿,冲刷尿路,促进结石排出,排石过程中注意观察是否有血尿;避免做剧烈拉伸运动,防止双 J 管移位或脱出。

12. 钬激光碎石术后为什么要放输尿管支架管?

输尿管支架管又称"双 J 管"(图 6-1),碎石后输尿管黏膜均有不同程度的水肿、出血或黏膜剥脱,有时结石碎片堆积在一起形成"石街",并且结石在输尿管内滞留,容易刺激输尿管黏膜形成肉芽组织包裹结石,造成梗阻而影响肾功能,甚至出现继发感染,所以术后留置双J管是很有必要的。双J管不但能起到引流、支撑、预防输尿管狭窄的作用,小结石还可以沿双J管下滑,有助于结石的排出。

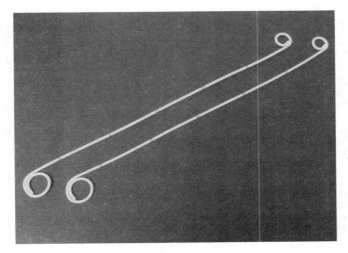

图6-1　双J管

13. 如何与体内的支架管"和谐相处"?

钬激光碎石术后的一段时间内会在体内放置输尿管支架,即体内留置双J管,留置期间如何才能与支架管和谐相处呢?

(1)饮食方面:应注意多饮水,勤排尿,每日饮水量为2 500~3 000毫升,排尿5~7次,适当调节饮食。

(2)活动方面:避免四肢腰部同时伸展,避免突然下蹲起立、剧烈活动、过度弯腰等动作,以免双J管移位、脱出和损伤。

(3)观察病情:留置双J管期间,应注意观察,如果有不适症状应及早就医,常见的并发症有以下几种。①膀胱刺激征,尿频、尿急、尿痛。②血尿,适当卧床休息,减少活动量,多饮水。③发热,如果在置管期间出现发热症状,请及时到医院就诊。

(4)钬激光碎石术后留置的双J管一般在术后4周左右到医院复查,根据情况拔除双J管。

14. 长期带管如何避免结石的干扰?

(1)饮水:坚持大量饮水,促进结石排出,保持每天尿量在 2 500 ~ 3 000 毫升。

(2)定期换管:尿管及膀胱造瘘管置入体内需要定期更换,尿管根据材质需每 2 ~ 4 周更换一次,膀胱造瘘管每 28 天更换一次。

(3)饮食注意:宜清淡、低蛋白、低脂肪饮食。饮食应多样化,以富含营养和维生素的食物为主,如新鲜的蔬菜水果。

(4)定时复查:定期进行泌尿系彩超或 X 射线片检查,及时发现泌尿系结石;定期进行尿液化验观察是否有感染及血尿。

15. 怎么做才能避免结石打扰到胎儿?

如果怀孕期间患有结石,应做到以下几点,以保证母子健康。

(1)孕前体检:孕前体检很有必要,结石患者应根除病因后再行妊娠,避免承受双重痛苦。

(2)孕妇如患有泌尿系结石,建议遵医嘱肌内注射黄体酮,吃些排石颗粒来治疗。另外结石比较大的妊娠妇女需置入输尿管支架管等方法引流尿液,妊娠结束后再行手术治疗。

(3)饮食调理:孕妇饮食应多样化,以富含营养和维生素的食物为主,如鸡蛋、瘦肉,奶制品及新鲜的蔬菜水果等,以保证孕期胎儿生长发育的需要;养成多饮水的习惯,预防结石产生。

(四)肾穿刺造瘘术

1. 为什么要做肾穿刺造瘘?

肾造瘘术是一种高位尿流改道的方法,缓解肾内压力,解除梗阻。

主要目的:常用于经皮肾镜碎石术后,留置肾造瘘管引流尿液及引流残余碎石渣,观察是否有出血;或上尿路梗阻时,行穿刺造瘘后留置肾造瘘管引流尿液。

2. 肾穿刺造瘘有风险吗？如何防范？

肾穿刺造瘘需在超声引导下，先将细针从腰背部刺入，但由于肾脏位置特殊，血供丰富，所以穿刺有一定的手术风险，比如出血、肾周血肿、血尿、感染、发热，与导管有关的并发症，损伤邻近脏器，肾集合系统穿孔和撕裂伤、肾脏贯通伤，尿外渗、迟发出血等。

面对这些风险，不必惊慌，做好防范：①肾穿刺造瘘术后一般都有轻微出血，以肉眼血尿多见，少数患者由于血管损伤发生严重出血，需要输血、选择性血管栓塞，甚至手术止血。②造瘘的患者都有潜在感染的可能，发热一般在 48 小时内消退，必要时给予消炎药物应用。③造瘘管可能发生堵塞、移位、脱管或者拔除困难。若需要长期留置造瘘管，一般 3 个月左右须更换导管 1 次，避免剧烈运动，多饮水。④由于穿刺是在超声引导下进行定位引导，刺入的方向、深浅不同，有可能发生肾集合系统穿孔和撕裂伤、肾脏贯通伤，必要时还需置入输尿管支架管（双 J 管）。⑤如发生其他异常情况，及时就诊。

3. 肾穿刺造瘘管术后应该注意哪些？

肾穿刺造瘘术后，要做好造瘘口和造瘘管的护理，发现不适和异常情况，及时检查和处理。具体应做好以下几点。

（1）有效固定造瘘管防止脱落，患者应注意保持造瘘管松弛，以免在翻身或活动时将引流管挣脱。下床活动时拿好引流袋并低于造瘘口，以防尿液反流，引流袋应每周更换 1 次。

（2）有的患者常感觉肾区疼痛不适，若血尿加深或转清时间延长，说明造瘘管插入过深，则需要进行影像学检查，调整造瘘管位置。

（3）造瘘口的护理，覆盖造瘘口的敷料应保持清洁、干燥，如有污染、渗透应及时更换。

（4）肾造瘘管及引流袋的更换，肾穿刺造瘘术后需要携带肾造瘘管和引流袋，为了预防感染，引流管和引流袋需要定时更换，更换方法同集尿袋更换方法。

（5）拔管前准备,拔管前24小时需要夹闭造瘘管,若无不适方可拔管,如有肾区胀痛可放开夹闭3~4小时再行夹闭,若拔管后造瘘口有尿液流出应及时告知医生,并更换敷料。

（岳山山　王　燕　闫　妍　朱晨迪　王连竹）

七、前列腺疾病

（一）前列腺炎

1. 前列腺炎是怎么回事？

前列腺炎是前列腺局部发生炎症而引起的一组症状。主要表现为：

（1）排尿不适：尿频、尿急、尿不尽、尿分叉及排尿淋漓,尿液混浊。

（2）躯体症状：尿痛、会阴部胀痛、睾丸坠胀感、小腹及腹股沟区坠胀感。

（3）性功能障碍：性欲减退、勃起功能障碍、早泄甚至不育。

（4）精神症状：失眠、焦虑及抑郁。

根据发病过程和症状可分为急性前列腺炎和慢性前列腺炎。

2. 患了急性前列腺炎如何治疗？

急性前列腺炎,一种严重的急性系统性感染性疾病,大多是由细菌引起的,以大肠埃希菌最为常见,主要表现为：排尿困难、尿频、尿急,腰骶部疼痛,会阴、阴茎、有时是直肠疼痛。当前列腺内部发生急性炎症时,会导致急性继发性尿潴留。常用的治疗方法有以下几种。

（1）一般治疗：遵医嘱卧床休息 3～4 天,大量饮水,禁忌饮酒和食用刺激性食物。急性期局部给予冷敷,一般 3～5 天后,可会阴部热敷,并保持大便通畅,禁忌性生活。

（2）抗生素治疗：选用敏感抗生素。

（3）对症治疗：①如发生高热,应对症给予退热药。②如膀胱刺激症状明显,可口服盐酸坦索罗辛缓释胶囊（哈乐）等药物改善。③如发生排尿困难或尿潴留,应行膀胱穿刺造瘘引流尿液或留置导尿。

（4）手术治疗：常见的是经直肠或经会阴部行切开引流术和前列腺穿刺排脓术。

3. 慢性前列腺炎时好时坏怎么办？

慢性前列腺炎比较复杂，久坐、憋尿、频繁性生活、饮酒等可以诱发或加重前列腺炎，久治不愈，时好时坏，往往会给患者带来过重的精神负担，消极的精神状态，可能加重疾病的症状，形成恶性循环。慢性前列腺炎的治疗目标主要是缓解疼痛、改善排尿症状和提高生活质量。

（1）一般治疗：患者应自我进行心理疏导，保持开朗乐观的生活态度，应戒酒，忌辛辣刺激食物；避免憋尿、久坐及长时间骑车、骑马，注意保暖，加强体育锻炼。

（2）药物治疗：①抗生素，根据细菌培养结果和药物穿透前列腺的能力选择抗生素。②常用口服药，坦索罗辛和特拉唑嗪。③镇痛药，是治疗前列腺炎相关症状的经验性用药，以缓解疼痛和不适。④对合并抑郁、焦虑等心境障碍的慢性前列腺炎患者，在治疗前列腺炎的同时，可选择使用抗抑郁药及抗焦虑药治疗。

（3）其他治疗：①前列腺按摩，适当的前列腺按摩可促进前列腺腺管排空并增加局部的药物浓度，进而缓解慢性前列腺炎患者的症状，故推荐为慢性无菌性前列腺炎的辅助疗法。急性前列腺炎患者禁用。②热疗，利用物理手段所产生的热效应，增加前列腺组织血液循环，加速新陈代谢，有利于消炎和消除组织水肿，缓解盆底肌肉痉挛等。

4. 哪些因素会导致前列腺炎？

（1）久坐致病：久坐不动会使盆底血流速度减慢，前列腺长期受压，局部血流不畅，造成局部充血。在这种情况下，一旦有致病微生物抵达前列腺内部，缓慢的血流速度，导致致病微生物再次生长繁殖，进而继发前列腺炎。

（2）憋尿：长期憋尿，充盈膨大的膀胱会压迫前列腺，造成局部血流不畅，最终导致前列腺炎。另外，尿道中的细菌得不到及时冲洗，就有可能进入前列腺内部，诱发炎症。

（3）不正常的性生活：纵欲或禁欲,在性兴奋的刺激下容易导致前列腺反复充血,回流不畅,血流缓慢,继发前列腺炎。不洁性生活,会导致各种致病微生物进入前列腺,导致前列腺炎。

（4）烟酒、饮食过于辛辣刺激：会导致注入盆腔血流量增加,导致前列腺内部血液滞留,继发炎症。

（5）感冒受寒、病原微生物感染,心理因素等会诱发前列腺炎。一旦出现不适等症状时,不要担心、不要着急,更不要盲目地为自己扣上前列腺炎的帽子。一定要到正规的医院请专业的医生进行诊断。

5. 怎么才能"躲开"前列腺炎？

牢记十大健康准则,将有效地预防前列腺炎的发生。一则戒烟酒;二则不熬夜;三则清淡饮食;四则不久坐;五则健康性生活;六则不憋尿;七则多饮水;八则衣裤宽松舒适;九则积极乐观;十则积极治疗原发病。

6. 前列腺炎会传染给我的爱人吗？

前列腺炎分为急性细菌性前列腺炎、急性非细菌性前列腺炎和慢性非细菌性前列腺炎。非细菌性前列腺炎患者的精液、前列腺液中,不能查到明确的致病微生物,不会通过性生活传染给爱人。

然而对于明确有致病微生物的前列腺炎,虽然在患者的精液中会查出细菌,但女性阴道是一个酸性环境,有较强的抵抗外来细菌感染的能力,不会通过性生活传染给爱人。但是,仍有一些由淋球菌、结核分枝杆菌、滴虫,以及霉菌、病毒、支原体、衣原体等引起的慢性前列腺炎,可通过夫妻性生活的途径由丈夫将病菌传染给妻子,从而导致妻子生殖系统感染。因此,对于这些因素所导致的前列腺炎,在治疗的早期应避免性生活,若怀疑女方被传染,应夫妻同时服用药物治疗。

7. 怎样防止前列腺炎再复发？（视频：前列腺炎的预防）

前列腺炎被称为"男人的感冒"。病因复杂多样,治疗方法多样,没有统一的标准。单纯使用抗生素治疗效果不明显,而长期使用抗生素就成为滥

前列腺炎
的预防

用抗生素的牺牲品,而且经久不治。加之有些患者未给予重视,没有及时治疗,或治疗的疗程不够,治疗不彻底。那么,前列腺炎就很容易反复发作。如何有效地预防前列腺炎的复发呢?

(1)祛除诱因:加强锻炼,规律生活,避免性生活过度或禁欲,避免挑灯夜战玩游戏、打牌、酗酒,饮食口味过重(辛辣刺激)。

(2)早期发现,及时治疗:出现症状时,立即就诊,不要延误治疗,更不要病急乱投医。到正规医院,进行系统的体格检查和化验,有利于最终确诊。

(3)为前列腺定期做"保健":前列腺按摩是治疗前列腺炎的常用方法。在前列腺按摩的基础上,配合药物治疗会有很好的治疗效果。

(4)合理饮食搭配:以清淡、易消化的饮食为主,可食用富含锌和硒元素的食物,如芝麻、南瓜子、黑豆、黑米等,锌对前列腺具有强效的杀菌作用,硒可以提高前列腺的抗病菌能力;还可多食富含蛋白质的食物,蛋白质是男性合成精液的重要原料。另外多吃新鲜的瓜果水果、蔬菜、粗粮及大豆制品。少吃辛辣刺激性食物,不吃生冷食物,特别注意戒烟酒等。

(二)前列腺增生

1. 前列腺长啥样?

前列腺是男性所特有的附属腺体。位于膀胱与尿生殖膈之间,呈前后略扁的栗子型,宽约 4 厘米、长约 3 厘米、厚约 2 厘米、重量约为 20 克。尿道从其中央穿过。肛门指诊可触及前列腺的后面(图 7-1、图 7-2)。前列腺分泌的前列腺液是精液的重要组成成分,对精子正常的功能具有重要作用,同时前列腺对于控制排尿、射精也有重要意义。

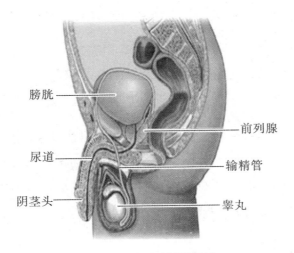

图 7-1 前列腺侧面解剖

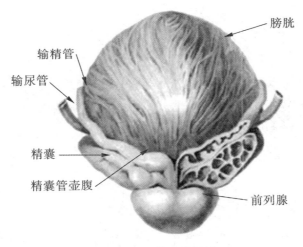

图 7-2 前列腺解剖

2. 男性前列腺为什么会增生?

关于男性前列腺增生的原因,目前尚不完全清楚。现在医学主流认为,男人前列腺会出现增生,其实和体内性激素紊乱、年龄老化有关系。男性前列腺增生的患病率会随着年龄的增加而增加。调查显示:60 岁以上的男性患前列腺增生的比例占50%以上,而80岁以上的男性中,患前列腺增生的比例高达83%以上。

3. 老年男性前列腺增生有哪些症状?（视频：前列腺增生的表现）

前列腺增生的表现

前列腺增生,俗称前列腺肥大,是引起老年男性排尿障碍中最为常见的一种良性疾病。前列腺增生随着年龄的增长而递增,主要表现为尿频、尿急、夜尿增多及急迫性尿失禁;进行性排尿困难是前列腺增生的最主要症状,逐步发展为排尿迟缓、断续、尿细而无力、射程短、终末滴沥、排尿时间延长。

4. 怎么才能判断是否患了前列腺增生？

老年男性患有以上所述的临床表现,再经过如下检查即可确诊为前列腺增生并判断增生的程度。

（1）B超：可经腹壁或直肠测量前列腺体积,判断增生腺体是否突入膀胱,还可测定膀胱残余尿量。经直肠超声检查更为精确。

（2）尿流率检查：可确定前列腺增生患者排尿的梗阻程度。

（3）血清前列腺特异抗原（PSA）测定：有助于排除前列腺癌。

5. 前列腺增生如何治疗？

患了前列腺增生患者,医生会根据病情采取3种不同的治疗方式。其治疗的主要目的是改善排尿的异常,缓解并发症的症状,保护肾脏功能。

（1）第一种治疗方式：观察。如果前列腺增生的情况不严重,症状较轻不影响正常生活和睡眠,一般医生都会建议观察一段时间,若是之后症状加重了再进一步治疗,若是没有出现什么异常,完全可以和正常人一样生活。

（2）第二种治疗方式：药物治疗。前列腺增生的病症已经影响生活了,这个时候,医生会开一些相应的药物进行治疗,帮助改善症状,避免并发症的发生。

（3）第三种治疗方式：手术治疗。当前列腺增生疾病已经严重到出现了梗阻症状的时候,药物尽管还是有一定的效果,但是并发症已经出现了,医生会建议进行手术治疗,避免病情加重或恶化。常用的手术方法有:经尿道前列腺切除术(transurethral resection of prostate,TURP)、经尿道前列腺切开术(transurethral incision of prostate,TUIP)以及开放性前列腺摘除术。其中,经尿道前列腺切除术是目前最常用的手术方法。

6. 前列腺增生治疗期间要注意哪些?

前列腺增生患者在治疗期间,为了保证治疗效果,防治病情进展,应该注意以下几个方面。

(1)生活上要规律化,避免过度劳累。

(2)改善饮食结构,减少摄入高胆固醇类食物。禁止饮酒及忌食刺激性食物。

(3)保持大便通畅,防止便秘。

(4)小便要及时,不要憋尿。

(5)不宜久坐,应间歇站起来活动。

(6)一旦发生急性尿潴留或血尿,应及时到医院就诊。

7. 前列腺增生会癌变吗?

有人在患了前列腺增生以后,特别担忧癌变的发生,那么前列腺增生会癌变吗? 其实前列腺增生和前列腺癌之间的关系,目前来说并没有完全的定论,但是患有前列腺增生的人群相对于正常人,患前列腺癌的概率确实要高,但是两者不管是生理上、病理上都存在一定的差异,所以患有前列腺增生并不会导致前列腺癌的发生,这种增生并不会导致癌变,不用过于担忧。

8. 前列腺增生引起的后果严重吗?

前列腺增生早期病情并不严重,只有排尿次数增多、每次排尿量少等不适,应密切观察。如果未给予及时治疗,病情继续进展,会引起严重的并发症,应该高度警惕。常见的并发症有增生的腺体表面黏膜血管破裂,发生不同程度的无痛性肉眼血尿;合并感染或结石可出现尿频、尿急、尿痛;长期梗阻可引起严重肾积水、肾功能损害;长期排尿困难者可并发腹股沟疝、膀胱结石、内痔、脱肛。所以,患了前列腺增生应按医生的安排进行治疗,发现异常及时就医。

9. 如何预防急性尿潴留?(视频:预防急性尿潴留的方法)

预防急性
尿潴留的
方法

尿潴留是指各种原因导致的膀胱内充满尿液而不能及时排出。急性尿潴留为突然发生,短时间内膀胱充盈,下腹部胀痛并膨隆,尿意紧迫,但是不能自行排尿,易发生尿路感染。前列腺增生的患者易发生尿潴留,一旦发生且自己无法解除时,留置尿管排出尿液是解决尿潴留的常用方法。日常生活中如果注意防护是可以预防急性尿潴留发生的。

预防方法:受凉、劳累、辛辣刺激性饮食、便秘、长期憋尿等是前列腺增生患者引起急性尿潴留的诱因,所以应尽量避免这些诱因的发生。如日常生活中应注意及时添加衣服,避免受凉;注意休息,防止过度劳累;戒烟限酒,少吃辛辣等刺激性食物;多食用富含粗纤维性食物预防便秘,多饮水,勤排尿,不憋尿等。

10. 经尿道前列腺切除术手术效果好吗?

患了严重的前列腺增生,需要做经尿道前列腺切除术,会有痛苦吗? 手术效果怎么样?

经尿道前列腺切除术是一种治疗前列腺增生的手术方法,该手术是通过微创的方式,将增生的挤压尿道的前列腺切除,此手术方式不像以前传统的开刀手术伤口很大、出血多、痛苦。这个手术是微创手术不需要开刀,具有手术创伤小,痛苦少、恢复快、手术适应证宽等优点。手术效果很好,目前被认为是治疗前列腺增生的金标准,在全世界已经普及。

11. 经尿道前列腺切除术后,影响性功能吗?

经尿道前列腺增生切除手术是一种微创手术,不需要开刀也不像其他的微创手术一样打洞,类似于胃镜检查,通过尿道对增生的前列腺进行切除,也不会对其他组织造成损害,因此手术后不会影响性功能。

12.经尿道前列腺电切术,该做哪些准备?

经尿道前列腺切除术的术前需要做一些准备,以保证手术效果和手术顺利,预防手术中和手术后并发症的发生。手术前准备包括以下几点。

(1)术前全面检查:若合并有心脏病、高血压、糖尿病、凝血功能障碍,需妥当处理后再行手术。服用阿司匹林抗凝治疗者,必须停药 7 ~ 10 天或以后才能施行手术。

(2)饮食:忌饮酒和辛辣食品,多食粗纤维易消化食品,防止便秘,多饮水,勤排尿。如发生急性尿潴留和严重排尿困难,给予留置尿管。

(3)物品准备:因术后需要持续膀胱冲洗,患者可能会频繁出现膀胱痉挛的现象,导致尿道口溢血溢尿,所以需要准备若干一次性尿垫。

(4)患者准备:术前禁食水,服用泻药,术晨清洁灌肠,做好充分的肠道准备。术前备皮,清洁会阴部位的皮肤。

13. 怎样与尿管“和睦相处”?

(1)保持尿管通畅:尿管固定良好,避免用力拖拽,防止脱管,行走或平卧时防止尿管反折、扭曲及受压,避免堵塞。

(2)保持尿管及尿道口周围皮肤清洁:每日碘伏消毒两次,及时清除尿管周围分泌物。如出现尿道口周围渗血、渗液伴疼痛不适时,应及时来院就诊。

(3)保持无菌尿袋的密闭性:避免长期开放尿袋的出口,严防感染,避免将引流袋弃置于地面上。

(4)定期更换尿管及尿袋:常用尿袋分为两种,不同的尿袋更换时间不同:抗反流尿袋一周更换一次;普通集尿袋,一周更换两次。

常用的尿管也分为两种,不同的尿管更换时间也不同:乳胶导尿管容易附着沉淀物,每周更换一次;硅胶导尿管内径宽,刺激小,不易形成结钙、沉淀等现象,每月更换一次即可。

预防逆行
感染

(5)预防逆行感染:尿袋的位置应低于膀胱水平,尿液应及时倾倒,尿袋2/3 满时排空,防止发生逆行感染。

站立或行走时:尿袋应低于患者腰部。

平卧时:集尿袋应挂于床边,固定良好,离地面3~5厘米;不能弯曲打折或放于床上。

(6)观察尿液的量、颜色、透明度及气味:正常情况下,成人24小时的尿量1 000~2 000毫升;为淡黄色或深黄色,透明清澈,放置后可出现少量的絮状沉淀物;正常尿液气味来自尿内的挥发性酸,久放后会有氨臭味,类似于腐坏的臭鸡蛋味。若出现鲜红色尿液、少尿、无尿(尿量每小时少于17毫升或者24小时尿量少于400毫升为少尿;24小时尿量少于100毫升为无尿),或腰部、腹部剧烈疼痛、胀痛、高热,应及时就诊。

(7)留置尿管期间,建议每日多饮水:每日饮水量2 000~2 500毫升,起到生理性"内冲洗"作用,预防尿路感染和尿路结石。

(8)长期留置尿管者,应注意膀胱功能的锻炼:夹闭尿管,每隔2~3小时放开一次,排出尿液后再夹闭,使膀胱恢复充盈后再排空的生理状态。

(9)保持会阴部清洁:每日早晚用温水清洗会阴部及尿道口,减少尿道感染的概率。更换集尿袋前后、放尿前后都要洗手。

14. 集尿袋如何更换?(视频:集尿袋的更换)

集尿袋的
更换

长期在家携带尿管者,需要定期更换集尿袋,更换集尿袋需要十分谨慎,更换方法如下。

(1)用物准备:棉签、碘伏、集尿袋、无菌手套、弯钳、手消毒液、弯盘、标签。

(2)排空膀胱内尿液,用弯钳夹闭尿管,若无弯钳可用夹子代替,戴手套分离尿管与集尿袋,将尿管口放在弯盘上,脱手套将手套包裹住集尿袋前端,观察尿液的颜色、放于治疗车下层。

(3)洗手,戴手套,将棉签蘸取碘伏,第一遍消毒尿管外端,螺旋消毒3~5厘米,第二遍消毒尿管口。

(4)检查集尿袋,打开集尿袋,将集尿袋与尿管相连,打开弯钳,观察集尿袋内是否有尿液引出,确定尿管是否通畅。

(5)将集尿袋固定于床旁,注明日期,时间,将标签贴于集尿袋下方。

（6）撤去弯盘、治疗巾，脱手套（若无弯盘时，可以用一次性碗碟代替）。

尿管固定原理：向气囊腔注入灭菌注射用水约 10 毫升在尿管头端形成一水囊，卡在膀胱颈的位置以固定尿管，使尿管不易从尿道脱出。

15. 手术后膀胱冲洗有什么作用？

前列腺切除术后会出现肉眼血尿，术后需用生理盐水持续冲洗膀胱 2 ~ 3 日。主要目的是预防和减少泌尿系手术后血凝块的形成，保持尿管通畅。

16. 长期留置尿管拔管前后需要注意哪些？

长期留置尿管者，需要定期到医院随诊，在医生指导下决定是否拔管，拔管时需注意以下几点。

（1）拔管时机：拔管时间谨遵医嘱。严禁非医务人员自行拔除，防止尿道损伤出血等。

（2）拔尿管时，应用注射器抽出气囊内液体后，再向气囊内注入液体 0.5 ~ 1.0 毫升，使气囊光滑再拔出尿管，避免长期留置尿管气囊水抽出后，气囊形成皱褶导致拔尿管时损伤尿道。

（3）训练膀胱功能：拔管前需要训练膀胱功能，一般采取定时开关尿管的办法，每 2 ~ 3 小时放尿一次，训练膀胱收缩功能，减少尿潴留患者重新留置尿管的发生，提高拔管成功率。

（4）拔尿管后多饮水，多排尿。

（5）拔管后异常情况及处理：长期留置尿管患者拔出尿管后易发生尿潴留。由于尿管对尿道黏膜的刺激引起炎症反应与水肿，导致膀胱充盈感觉的改变，或由于留置尿管时间过长引起膀胱逼尿肌张力消失等原因，最终导致拔管后患者不能自行排尿而引起尿潴留。一旦拔管后再度引起尿潴留，首先用热毛巾热敷会阴部，或按摩下腹部等物理方法诱导排尿，如诱导排尿不成功需重新插管排尿，再度夹管训练膀胱的定时排尿功能。

17. 手术后如何锻炼排尿功能？

经尿道前列腺切除术手术后，应注意加强排尿功能的锻炼，早日恢复正常的排尿功能。①注意多饮水,每日饮水量 2 000 ~ 3 000 毫升。②进食清淡易消化,含维生素多的饮食,如新鲜蔬菜、水果和粗纤维食物,可多进食芹菜、韭菜、豆类、杂粮等;忌烟、酒及辛辣刺激性食物,预防便秘。③注意休息,术后 3 个月内勿剧烈活动,严禁骑自行车、坐摩托车和硬板凳、提重物、跑步,禁盆浴和性生活,避免久坐和长途步行。④经常做盆底肌锻炼,以锻炼膀胱及尿道括约肌功能,减轻尿频、尿急症状。⑤出院后如有一过性血尿,多饮水 2 ~ 3 天可消除,如有持续性血尿或血块堵塞尿道要及时就诊。如有发热、尿急、尿痛、尿线变细、分叉等随时就诊。

18. 如何进行盆底肌锻炼?

盆底肌锻炼即"Kegel 运动"。其训练方法是先找出正确的肌肉群,然后进行收缩锻炼。正确收缩盆底肌的方法如下。

(1)平躺、双膝弯曲。

(2)吸气,紧缩肛门口肌肉(提肛动作)。

(3)紧闭肛门,此感觉就像憋住大便、憋尿时动作一样。

(4)闭气,保持骨盆底肌肉收缩 5 秒,然后慢慢放松,5 ~ 10 秒后,重复再收缩,运动的过程中正常呼吸,保持身体放松,用手触摸腹部,如果腹部有紧缩的现象,表示运动方法错误。

(5)盆底肌训练需要循序渐进的练习,每天上午 30 次,下午 30 次,至少做 60 次,4 ~ 8 周为一个疗程。盆底肌训练对促进性生活也有一定的帮助。

19. 什么是膀胱造瘘术?

膀胱造瘘术是经下腹部切开或穿刺进入膀胱,放置导尿管以引流尿液的一种方法,用以暂时性或永久性尿流改道。此方法创伤小,恢复快,并发症少,操作简单(图 7-3、图 7-4)。

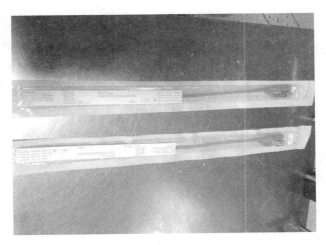

图7-3　膀胱造瘘管

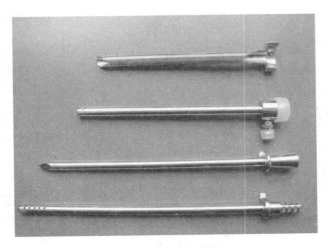

图7-4　膀胱穿刺针

20.如何做好膀胱造瘘管的日常护理？（视频：膀胱造瘘患者的术后护理）

在患有急性尿潴留、尿路有严重感染、尿道狭窄、膀胱或前列腺出血等人群中,常使用膀胱穿刺造瘘术来解决排尿问题。由于术后膀胱造瘘管需要持续携带或终身携带,所以,加强术后的护理才能更好地发挥造瘘管的作用,避免并发症带来的痛苦,注意内容有以下几方面。

（1）保持引流管通畅,并妥善固定引流管,防止扭曲、折叠、堵塞,经常用

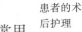

膀胱造瘘
患者的术
后护理

手轻挤压引流管防止阻塞。膀胱造瘘袋位置低于造瘘口,防止尿液回流,引发膀胱感染。

（2）每日观察造瘘口有无红肿、粘连,分泌物的量、颜色、气味。每日碘伏消毒造瘘口并清除分泌物,消毒面积以造瘘口为圆心,自内向外消毒。消毒后用无菌棉垫覆盖、固定。引流同时,碘伏消毒引流管,方向自造瘘口向远端消毒。

（3）观察尿液颜色、量和性质,正常尿液为淡黄色,尿液颜色过深说明喝水少;尿液中出现絮状物说明膀胱内可能有炎症,应及时就医。

（4）依照自身情况定时夹闭造瘘管,定时打开造瘘管,锻炼膀胱收缩,以保证膀胱恢复正常的功能。

（5）造瘘患者需适量增加饮水量,保证每日饮水量>2 000 毫升,增加排尿次数,进行生理性膀胱冲洗,预防膀胱炎。随时观察尿液的颜色、性质、气味,如有异常情况应及时就近就医。

（6）根据尿管材料定期更换尿管,一般在 1 个月左右更换一次,更换过程中要严格执行无菌操作,造瘘管的更换应由专业医生进行操作。保持个人卫生,每周更换引流袋(引流袋的更换同留置尿袋相同,请看留置尿袋更换视频)。

（7）饮食护理:患者饮食应清淡易消化,保持大便通畅,以防因用力排便腹压过高导致脱管。多食含蛋白质及维生素丰富的食物,有利于组织细胞的恢复及营养神经的作用,避免食用动物内脏,以及高钙、高草酸食物,多饮水。

（8）心理护理:膀胱造瘘术后患者将改变原有的排尿方法和生活习惯,因而承受较大的心理压力,家属应与患者多沟通,让患者以乐观的心态来面对,生活中可以参加一些有益于健康的活动,让患者恢复信心,实现自我价值。

21. 更换与拔除膀胱造瘘管时应该注意哪些?

留置膀胱造瘘管时,除了做好上述护理外,更换与拔除造瘘管也是有要求的,尤其应该注意以下几点。

（1）更换造瘘管：膀胱造瘘管每月更换1次，要去医院由医生进行操作；每周更换引流袋1次，可在家自行更换，方法与更换集尿袋同法。

（2）拔除造瘘管：膀胱造瘘管的拔管时间，要视带管者的病情而定，当夹闭造瘘管后，患者能够自主排尿时，可找医生评估后给予拔除膀胱造瘘管。

（许　璟　刘文洁　周媛媛　张玉杰　闫　妍　朱晨迪　王连竹）

八、泌尿系统肿瘤

（一）肾癌

1. 肾癌有哪些症状?

（1）肾癌三联征:即腰痛、血尿、肿块,目前同时具备"三联征"表现的患者已很少见。腰痛常为钝痛或隐痛,多由于肿瘤生长牵拉肾包膜或侵犯腰肌、邻近器官所致;血块通过输尿管时可发生肾绞痛。肿瘤较大时在腹部和腰部易被触及。血尿常为无痛性、间歇性,表明肿瘤已经侵犯肾盏、肾盂。

（2）副癌综合征:10% ~40% 的肾癌患者有副癌综合征,临床表现为高血压、贫血、体重减轻、恶病质、发热、红细胞增多症、肝功能异常、高钙血症、高血糖、红细胞沉降率增快、神经肌肉病变、淀粉样变性、溢乳症和凝血机制异常等。

2. 肾癌治疗方法有哪些?

（1）非手术治疗:肾癌对放疗及化疗不敏感,免疫治疗如干扰素-α(INF-α)、白细胞介素-2(IL-2)的使用对预防和治疗转移癌有一定疗效。分子靶向药物酪氨酸激酶抑制剂可提高晚期肾癌的治疗有效率。

（2）手术治疗:根治性肾切除术是治疗肾癌最主要的手段。肾肿瘤已累及肾上腺时,需切除同侧肾上腺、肾门旁淋巴结。对孤立肾肾癌或双侧肾癌,考虑做保留肾单位的肾部分切除术。腹腔镜根治性肾切除术或肾部分切除术具有创伤小、术后恢复快等优点,得到广泛应用。

（3）消融治疗:包括射频消融、冷冻消融、高强度聚焦超声,适用于不适合手术的小肾癌患者的治疗。

3.肾癌术后有哪些注意事项?

(1)卧床与休息:行肾癌根治术者建议早期下床活动,行肾部分切除术者常需卧床 3~7 天。

(2)出血:术中和术后出血是肾部分切除术最主要的并发症。应密切观察患者生命体征的变化,若患者引流液较多、色鲜红且很快凝固,同时伴有血压下降、脉搏增快等低血容量性休克表现,常提示出血,应及时处理。

(3)腹胀:手术后麻醉抑制胃肠蠕动,胃内容物不能排空,可导致腹胀。患者呼吸吞入空气、长时间卧床可加重腹胀。一般在术后 2~3 天胃肠功能即可恢复正常,排气后缓解。

(4)生活指导:充分休息,适度运动,戒烟减肥,避免重体力活动,加强营养,增强体质、避免感冒。

(5)复诊指导:定期复查超声、CT 和血常规、尿常规,及时发现肾癌复发或转移。

(二)前列腺癌

1. 为什么会患前列腺癌?

前列腺癌是指前列腺组织中前列腺细胞的异常增生所致的恶性肿瘤。常见于老年男性,起病隐匿,生长缓慢,早期前列腺癌一般无任何症状。目前病因尚不明确,主要高危因素有高脂肪饮食、雌雄激素水平比例失调、遗传因素等。前列腺癌的发病率在欧美等国家很高,但是,近几年来我国前列腺癌的发病率也有升高的趋势。

2. 前列腺癌有哪些表现?

前列腺癌的临床表现主要有以下几点。

(1)早期前列腺癌无任何症状,体检时可能仅有 PSA 指标增高而怀疑前列腺癌。

(2)部分患者有类似前列腺增生症状,出现尿急、尿频、排尿分叉、尿等待等症状。随着病情的进展,肿瘤侵及周围组织时会出现相应的压迫或转移症状。

(3)随着癌肿的增大,肿瘤压迫会引起膀胱颈及后尿道梗阻,可出现尿道狭窄炎性症状,即尿频、尿急、尿痛、血尿和排尿困难。

(4)晚期会出现转移症状,肿瘤侵犯神经会表现为腰背痛、坐骨神经痛;慢性消耗症状,如消瘦、乏力、贫血等;前列腺骨转移会表现为骨痛,甚至发生骨折。

3. 前列腺癌会遗传吗?

很多男性在得知亲属患上前列腺癌后,会非常担心自己将来也会得前列腺癌,进而终日茶饭不思,郁郁寡欢。那么这种忧虑到底有没有根据呢?前列腺癌到底会不会遗传呢?

目前医学界已经公认,遗传是前列腺癌发病的一个非常重要的危险因素。如果某人的一个一级亲属(父亲或亲兄弟)患有前列腺癌,他本人患前列腺癌的危险性会增加 1 倍以上。如果有 2 个或 2 个以上的一级亲属患前列腺癌,他本人患前列腺癌的危险性会增加 5 ~ 11 倍,而且发病年龄相对于那些没有亲属患前列腺癌的患者,也会提早大约 7 年。虽然知道前列腺癌会遗传,但是有亲属患前列腺癌的男性也不必过于担忧,因为遗传只是前列腺癌多种危险因素之一,只要针对其他危险因素做好预防工作,并提高健康意识,定期体检,做到早诊断、早治疗,是完全可以将前列腺癌带来的伤害降到最低的。

4. 前列腺癌如何预防?

日常生活中重视健康保健对降低前列腺癌的患病风险有一定的作用。研究已经证实,高脂饮食不仅能促进肿瘤细胞的生长,而且影响体内雄激素水平。所以避免高脂饮食,多吃与抗癌相关的食物或许可以降低前列腺癌的患病风险,同时也应该戒烟酒,进行适当的体育锻炼等。

5. 怎么发现前列腺癌?

前列腺癌早期症状往往不明显,需要依靠体检 PSA 筛查、肛门指检、B

超、前列腺磁共振等检查去发现。由于症状隐匿，许多患者就诊时已经处于疾病的中晚期，失去了最佳的治疗时机。血清 PSA 是指血清前列腺特异抗原，是临床上常用的前列腺良性与恶性疾病诊断与鉴别诊断的重要指标之一。由于导致血清 PSA 升高的原因较多，因此当发现 PSA 升高时，一定要到泌尿外科就诊，进一步检查，以便排除前列腺癌的可能。

6. 为什么要做前列腺穿刺活检术？

前列腺穿刺活检是诊断前列腺癌的最可靠的检查，在 B 超等引导下进行。前列腺穿刺指征包括：直肠指检发现结节；B 超发现前列腺低回声结节或 MRI 发现异常信号等，穿刺后取出的标本送病理科进一步确诊。

7. 前列腺穿刺活检的注意事项有哪些？

前列腺穿刺活检是一项手术操作，手术前后要做好护理，避免或减少一些并发症或不适的发生。

（1）术前抗感染治疗：为了增强机体抵抗力，防止术后感染的发生，穿刺前 1 天、穿刺后 2 天口服甲硝唑、喹诺酮类等抗生素。

（2）术前肠道准备：术前 2 天口服肠道抗生素，术前 1 天无渣流质饮食，术前一晚进行清洁灌肠。禁食 12 小时，禁水 6 小时，术晨穿刺前 1 小时予以再次清洁灌肠，避免粪便积聚于直肠，影响操作及增加感染机会。

（3）凝血功能检查：如凝血酶原时间、活化部分凝血活酶时间。

（4）口服阿司匹林等抗凝药物者，应停药 1 周以上。

（5）备皮：将肛周毛发剃尽。

（6）在穿刺手术后，患者需要常规观察半小时到 1 小时，以防出现延迟的并发症。

（7）穿刺后当天尽量少下床活动，一般建议床上休息 24 小时，穿刺后 3 周内严禁做剧烈腰部活动。

8. 有人说前列腺指诊或按摩会加快癌细胞扩散，是真的吗？

回答是否定的。文献报道，前列腺指检或按摩将改善前列腺局部的血液循环,有利于清除前列腺局部的代谢废物,从而解除代谢物对前列腺细胞的刺激、有利于机体免疫成分(淋巴细胞、抗体等)通过血液循环到达肿瘤部分,从而起到一定的抗瘤作用,有利于改善肿瘤细胞的缺氧状态,从而增加肿瘤细胞对治疗的反应。

9. 患了前列腺癌是不是就等于判了死刑？该如何治疗？

"患了前列腺癌就等于判了死刑"这句话是错误的。前列腺癌有很多种治疗方法,医生根据肿瘤的病理分型、患者年龄、有无转移症状等情况,制订相应的治疗方案。早期前列腺癌的治疗可以分为前列腺癌根治术、激素治疗、放疗、冰冻治疗等,或者这些方法之间的组合治疗。晚期的治疗包括激素治疗、放疗、化疗等,以提高生存率、改善生活质量为主。患了前列腺癌要遵从医生制订的治疗方案,进行规范化的治疗。

10. 前列腺癌根治术治疗效果好吗？还会复发吗？

前列腺癌根治术是指将整个前列腺及双侧精囊腺一并切除的一种手术方式,是早期前列腺癌根治性治疗的首选。一般选择术前估计可以治愈、预计寿命超过 10 年、肿瘤分期分级较好的患者实施,前列腺根治术的优势在于能够彻底切除肿瘤,很好地预防术后的复发和转移。

11. 前列腺癌根治术后应该做好哪些方面的护理？（视频：前列腺癌根治术后护理）

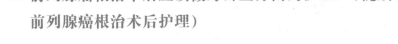

前列腺癌根治手术后,要做好如下护理,才能达到快速康复的目的。

（1）活动:一般应在术后麻醉作用消失后立即开始在床上运动下肢(屈腿和收缩肌肉),以改善下肢血液循环从而防止下肢静脉血栓形成。

（2）饮食:应在术后肛门排气后才进流质食物,1~2 天后改半流质,再过 1~2 天恢复正常饮食。

（3）尿管护理:导尿管应留置 2~3 周,以利于膀胱和尿道吻合部位的愈合。留置尿管期间应保持尿管通畅,避免牵拉和受压,定期倾倒尿液,观察尿液的颜色、量和气味,如有异常及时告诉医生。

前列腺癌
根治术后
护理

（4）盆底肌锻炼：拔除导尿管后应进行盆底肌肉锻炼，盆底肌锻炼主要是提肛训练，即进行骨盆底肌肉收缩，保持 5 秒，然后慢慢放松，5～10 秒后再重复进行，运动过程中正常呼吸，保持身体放松。

（5）居家护理：出院回家后应每日多饮水、忌烟酒和辛辣食物、保持充足睡眠、避免久坐，进行适当的体育锻炼，定期门诊随访。

12. 前列腺癌用内分泌治疗有用吗？

前列腺细胞在无雄激素刺激的状况下将会发生凋亡，任何抑制雄激素活性的治疗均可被称为雄激素去势治疗，其适应证包括：转移性前列腺癌、局限早期前列腺癌或局部进展前列腺癌，无法行根治性前列腺切除术，放射治疗、根治性放疗前的新辅助内分泌治疗等。

常用的方法为去势（包括手术去势和药物去势）加抗雄激素药物。抗雄激素药物主要有两大类：一类是类固醇类药物，另一类是非类固醇药物。合用非类固醇类抗雄激素药物的雄激素 MAB 方法，与单纯去势相比可延长总生存期 3～6 个月，平均 5 年生存率提高 2.9%。多数前列腺癌患者起初都对内分泌治疗有反应。

（三）膀胱肿瘤

1. 膀胱肿瘤是什么？

膀胱肿瘤是泌尿系统最常见的肿瘤（图 8-1），发生部位以膀胱侧壁、后壁及膀胱三角区居多（图 8-2）。

该疾病高发年龄为 50～70 岁，男女之比为 4：1。按性别统计，膀胱肿瘤男、女发病率分别为 11.41/10 万和 3.51/10 万。城市地区膀胱肿瘤发病率（8.55/10 万）是中国农村人口膀胱肿瘤发病率（3.5/10 万）的 2.4 倍。但近 10 年间，无论是男性还是女性，也不论城市或者农村，膀胱肿瘤发病率均呈逐年增长趋势，应当引起重视。

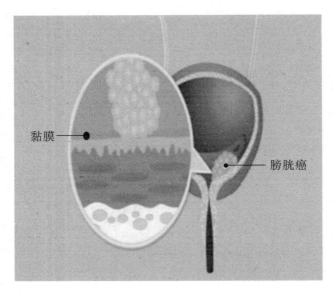

图 8-1　膀胱肿瘤

黏膜

膀胱癌

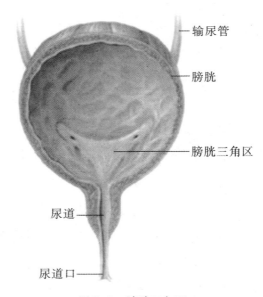

输尿管

膀胱

膀胱三角区

尿道

尿道口

图 8-2　膀胱三角区

2. 膀胱肿瘤有哪些症状?

膀胱肿瘤分为良性肿瘤和恶性肿瘤,良性膀胱肿瘤生长缓慢,不易复发,偶有血尿,恶性肿瘤多表现为以下几个方面。

(1)血尿:最早和最常见的症状,分为肉眼血尿和镜下血尿,肉眼能见到尿中有血色或血块即为肉眼血尿,镜下血尿是在显微镜下才能见到红细胞。膀胱肿瘤多为肉眼血尿,可持续一天至数天不等。

(2)膀胱刺激征:尿频、尿急、尿痛。尿频指排尿次数增多但每次排尿量减少;尿急是指有尿意就迫不及待地要排尿,难以控制;尿痛是指排尿时感到疼痛,呈烧灼样感。

(3)排尿异常:可发生排尿困难甚至尿潴留。肿瘤过大、出血过多伴血凝块形成或膀胱肿瘤位于膀胱三角区或膀胱颈部,梗阻膀胱出口会造成排尿困难。当膀胱内充满尿液而不能排出时就形成了"尿潴留",表现为排尿困难、膀胱充盈、下腹部膨隆。

(4)疼痛:癌细胞浸润或侵犯血管、神经或骨组织,对其产生压迫或刺激,造成疼痛,例如骨转移患者有骨痛症状。

(5)全身表现:恶心、食欲缺乏、发热、消瘦、贫血、衰弱等。

3. 哪些人易患膀胱肿瘤?

膀胱肿瘤有一定的诱发因素,不良生活习惯、有毒物质接触史及某些慢性疾病等为膀胱肿瘤的高危因素。常见的好发人群如下:

(1)有吸烟嗜好者。

(2)长期接触工业化学产品,如从事纺织、染料制造、染发、油漆、橡胶、塑料、印刷及铝或钢的生产人群。

(3)伴有膀胱慢性感染与异物长期刺激者。

(4)长期大量服用镇痛药物者。

(5)曾进行过盆腔放射治疗者。

4. 如果长期接触化学工业产品,该如何防护?

长期接触化学工业产品的人群,有发病的风险,但是做好防护,是可以预防的,防护方法包括以下几点。①湿式作业,良好通风。②"装扮"自己:这里的装扮不是涂口红、画眼线,而是指操作前戴上手套、防护口罩、护目镜等避免直接接触致癌物质的装备。③做好体检:由于癌症的发生和发展常需要较长的时间,因此,只要你曾经从事过患癌高风险职业,就不能忽视风险,并定期进行体检。

5.怎样确定膀胱里有没有肿瘤?

当您发现血尿时先不要惊慌,不一定就是得了膀胱肿瘤,某些疾病也会引起血尿,如前列腺增生、泌尿系结石等。那么做哪些检查可以确定膀胱里是否有肿瘤?

(1)尿脱落细胞学检查:检查新鲜尿液中有无脱落的肿瘤细胞,简单易行,可作为血尿的初步筛选。

(2)影像学检查:B超能发现0.5厘米以上的肿瘤。CT和MRI除能观察到肿瘤大小、位置外,还能观察到肿瘤与膀胱壁的关系,可以发现肿瘤浸润膀胱壁的深度。MRI有助于肿瘤分期的诊断。

(3)泌尿系平片和静脉肾盂造影(KUB+IVP):可了解肾盂、输尿管有无肿瘤及膀胱肿瘤对上尿路(即双肾、输尿管)是否有影响。

(4)膀胱镜检查:最直接、最重要、最可靠的检查方法。膀胱镜能够显示肿瘤的数目、大小、形态、部位,同时可以对肿瘤和可疑病变进行活检以明确病理诊断。

6.患了膀胱癌该怎么办?

膀胱癌是膀胱内的恶性肿瘤,主要根据肿瘤发生的部位、类型、大小、发展阶段、有无并发症或转移及病理类型来选择合适的治疗方式,具体治疗方法如下。

(1)手术治疗:分为保留膀胱和不保留膀胱手术。体积较小或浅表肿瘤尽量保留膀胱,可行"经尿道膀胱肿瘤特殊治疗术",5年生存率可达80%,该手术能切除肉眼可见的全部肿瘤,并且对切除组织进行病理分级和分期。浸润较深但较局限的肿瘤可行"膀胱部分切除术",切除范围包括距离肿瘤缘 2 厘米以内的全层膀胱壁。肿瘤较大、多发、反复发作及分化不良者应行"根治性膀胱全切术",需同时行尿流改道术解决患者排尿问题,常见的手术方式包括:原位新膀胱术、回肠或结肠代膀胱术、输尿管皮肤造口术。

　　(2)化学治疗:有全身化疗和膀胱灌注化疗等方式。

　　(3)放射治疗:作为辅助治疗,但其治疗效果尚未定。

　　(4)中医中药治疗。

7. 膀胱肿瘤治疗后为什么要定期复查?

　　因为膀胱肿瘤治疗后容易复发。说起膀胱肿瘤,它最讨厌的地方就是"易复发",非常"黏人"。膀胱肿瘤治疗后复发率极高。虽然保留膀胱手术术后容易复发,但是行规范的膀胱灌注治疗,定期复查,积极应对,做到早发现、早治疗,积极调整心态,可以提高生存率。膀胱肿瘤治疗后定期复查是预防肿瘤复发的关键措施。根据肿瘤的高危、低危之分,膀胱肿瘤的复查时间不同。高危即肿瘤侵犯了膀胱黏膜层、浆膜层或肿瘤多发、复发、肿瘤直径大于 3 厘米的患者;低危即肿瘤单发、直径小于 3 厘米、低级别的患者。

　　膀胱肿瘤治疗后的复查时间:保留膀胱术后的患者及高危患者前 2 年内每 3 个月复查 1 次膀胱镜,从第 3 年开始每 6 个月复查 1 次,第 5 年开始每年复查 1 次直至终身。对第 1 次膀胱镜检查阴性的低危患者,术后 1 年时行第 2 次膀胱镜检查,直至第 5 年。行膀胱切除术和尿流改道术后的患者必须进行终生随访。

8. 什么是膀胱灌注治疗?

　　膀胱灌注治疗是预防手术后复发的一项重要措施,比单纯行"经尿道膀胱肿瘤特殊治疗术"者复发率低,可以提高生存率和生活质量(表 8-1)。

表 8-1　膀胱灌注常用药物及不同药物在体内保留的时间

药物	剂量/mg	溶剂	浓度/(mg/mL)	保留时间/min
表柔比星	50～80	生理盐水	1.0	60
吡柔比星	30～50	葡萄糖/蒸馏水	1.0	30～40

续表 8-1

药物	剂量/mg	溶剂	浓度/(mg/mL)	保留时间/min
多柔比星	30 ~ 50	生理盐水/蒸馏水	1.0	60
丝裂霉素	20 ~ 60	生理盐水	1.0	60
羟喜树碱	10 ~ 20	生理盐水	0.5 ~ 1.0	60
吉西他滨	1 000 ~ 2 000	生理盐水	20.0	60

9. 膀胱灌注治疗有哪些注意事项?

膀胱灌注治疗是将抗肿瘤药物经导尿管注入膀胱,通过药物与膀胱黏膜直接接触杀灭残留的肿瘤细胞及微小病变,防止肿瘤复发及向深部浸润,适用于非肌层浸润性膀胱癌,但当存在膀胱内活动性出血或合并泌尿系急性感染时不宜进行膀胱灌注。

膀胱灌注治疗有哪些注意事项? ①膀胱灌注前:灌注前 1 天晚上充足睡眠,清洗会阴,治疗晨禁饮水。排空尿液,并确认近 2 小时内未大量饮水、输液及服用利尿剂,禁食含糖量较高的水果及食物,以便尿量减少,利于药液在膀胱内停留较长的时间而充分发挥作用,保持膀胱内药液的有效浓度。女性患者在经期时应禁止灌注,有尿路感染的患者应延迟灌注时间,积极抗感染治疗。②膀胱灌注中:灌注过程中若出现疼痛,立即告知操作者,暂停灌注,好转后继续注射,如仍不能耐受,则停止本次灌注。③膀胱灌注后:药液保留 0.5 ~ 2 小时,在条件允许情况下,膀胱内药物存留期间适当变换体位,平卧位、左右侧卧位、俯卧位相交替,每个体位各 10 ~ 15 分钟,以使药液与膀胱内壁充分接触。化疗药物灌注后 24 小时内多饮水,当天饮水量≥3 000毫升,以促进患者排尿,加速尿液生成起到生理性膀胱冲洗的作用,减少药物对黏膜的刺激。灌注后避免喝茶、咖啡、酒以及可乐饮料,以减少膀胱刺激。

10. 膀胱再造是怎么回事?

膀胱再造就是将原来生长肿瘤的膀胱切除后,用其他组织再造一个新的膀胱来代替原来的膀胱。供再造膀胱的组织包括胃、回肠、盲肠、乙状结肠等,选择时既应考虑其对机体的生理影响,又应考虑到新膀胱的功能情况,最常用的是回肠。手术方式:首先膀胱全切,然后截取 30~40 厘米的回肠,将截取的回肠制作一个储尿囊。将制作的储尿囊,放置在原膀胱的位置。上方吻合双侧输尿管,下方吻合尿道。

当肿瘤未侵犯后尿道,且患者有良好的控制排尿的能力,可以选择这种手术方法。从外观和形态上没有任何改变,可以保护患者的形象,提升生活质量。

11. 膀胱再造后如何做好居家护理?

膀胱再造成功了,出院回家后,还应注意以下方面。①养成定时排尿习惯:可以白天 2 小时排尿一次,晚上要设闹钟 3 小时一次。锻炼延长排尿间隔使膀胱容积逐渐增加到 400~500 毫升的理想容量,即使出现尿失禁也应坚持。②排尿姿势:推荐蹲位或坐位排尿,也可试行站立排尿。排尿时要放松盆底肌,然后稍微增加腹压。可以通过手压下腹和向前弯腰协助排尿。③养成多饮水的习惯:新膀胱会引起盐丢失综合征,当程度较重时会引起低血容量、脱水和体重下降。要确保每天 2 000~3 000 毫升液体摄入,同时还要增加饮食中盐的摄取,经常监测体重。④观察尿液:因为肠道会分泌黏液,因此术后尿中会有一定量的絮状物,不是尿路感染,不必惊慌,黏液量会随着时间的延长而减少。但如果出现尿路感染和菌尿症,如尿线细、排尿困难、下腹膨隆、腰痛、发热等症状要及时就诊。

12. 膀胱肿瘤切除术后,为什么会有一个"膀胱造瘘口"?

膀胱肿瘤切除术后,为解决排尿问题需要做一个尿流改道手术,可以暂时或永久性地改变尿流排出的通道,目前常用的手术方法为"回肠代膀胱术"。这种手术方式简单,并发症少,但术后患者腹壁会有一个引流尿液的造口,无法储存尿液,需要终生佩戴造口袋。

13. 如何做好膀胱造瘘口的护理?

膀胱造瘘是治疗排尿功能障碍的一个常用方法。长期的膀胱造瘘可造成造瘘口的感染、赘生物的形成、膀胱容量的缩小、泌尿系统的感染、结石形成,还可引起血尿。所以在膀胱造瘘后,要做好造瘘口的护理,如造瘘口定期消毒,定时夹闭造瘘管,待膀胱充盈或有尿意后再放开造瘘管,多饮水、多排尿,以减少结石的形成,要定期更换造瘘管和造瘘袋,如有泌尿系感染,要给予膀胱冲洗。

14. 如何佩戴及更换膀胱造口袋?(视频:一件式泌尿造口袋的更换流程)

一件式泌尿造口袋的更换流程

膀胱全切以及一些原因导致的膀胱储尿功能丧失时,需要在腹部建立一个膀胱造瘘口,尿液由此造瘘口排出,造瘘口有暂时的,也有许多是永久的,在留置造瘘口期间,造瘘袋应定时更换,以保持造瘘口清洁,预防并发症的发生,同时可以保障新膀胱周围的皮肤健康,有利于提高生活质量,所以留置造瘘口的患者或家属应掌握造瘘袋的佩戴及更换方法。

膀胱造口袋佩戴及更换前首先进行物品准备,包括泌尿造口袋,生理盐水,棉球,毛巾/纱布,弯剪,造口尺,造口护肤粉,皮肤保护膜,棉签。

膀胱造口袋的佩戴及更换流程分为佩戴、揭除和检查3个步骤。

(1)揭除:揭除分为两步。①打开锁扣,取下造口袋。②揭除造口底盘。

(2)检查:从以下3个方面检查。①检查造口底盘黏胶是否被侵蚀。②检查造口底盘上是否残留排泄物。③检查造口周围皮肤是否变红或损伤。

(3)佩戴:佩戴造口袋按以下步骤操作。①清洁造口周围皮肤。②测量造口大小。③裁剪造口底盘中心口。④喷洒造口护肤粉。⑤涂抹皮肤保护膜。⑥使用防漏膏或防漏环。⑦粘贴造口袋底盘。⑧扣合造口袋与造口底盘。⑨扣合锁扣。⑩按压造口使底盘粘贴牢固。

15. 造口底盘为什么会发生渗漏? 预防对策有哪些?

发生造瘘口底盘渗漏的常见原因及对策如下:

(1)造口更换技能不熟练,常因更换者手的灵活性差、视力差、不熟练等因素造成。对策:给予更多的训练,反复多次操作,尽量选择操作简单的造口袋,视力差者建议配戴眼镜,更换地点光线充足明亮。

(2)造口袋过久不换,因为造口袋价格贵,为了节省费用,造口底盘达到饱和仍然继续使用,容易发生渗漏。对策:造口底盘吸收功能是有限的,建议造口底盘每隔3~5天更换1次,尽量不超过7天。

(3)体型改变发生渗漏,体重突然增加和减少均易引起渗漏。体重突增,容易使腹部膨隆,难以看见造口或出现造口回缩,影响底盘的稳定性;体重逐渐下降,消瘦,导致造口周围皮肤出现褶皱而影响造口底盘粘贴的稳定性。对策:造口回缩者建议使用凸面底盘,另佩戴腰带或腹带;造口周围有皱褶在粘贴造口底盘时先用手将褶皱处皮肤拉紧再粘贴底盘,必要时在褶皱部位粘贴防漏条或防漏膏。

(4)造口位置差,粘贴不当造成渗漏,常因术前造口位置的选择不当,造口开在患者看不见的位置或在髂嵴旁,粘贴底盘难度较大,影响造口的稳定性。对策:术前实施造口定位,评估造口位置;根据造口位置及周围情况选择合适的造口产品。

16. 为什么会出现造口周围皮肤损伤？如何预防与处理？

由于操作方法不正确、产品选择不当,引起排泄物渗漏刺激皮肤,造成周围皮肤耐受力下降,易出现红疹、皮肤破损、溃烂或感染。预防对策是平时注意观察造口周围皮肤是否发红、刺痛或表皮破溃、灼痛等;切勿使用消毒水或强碱性的清洁液清洁造口及周围皮肤,这样会刺激皮肤及引起皮肤干燥;造口底盘开口裁剪不宜过大或过小。开口过大会导致皮肤外露,排泄物容易损伤皮肤;开口过小紧贴造口,影响其血运。

17. 如何预防造口并发症？

造口常见并发症有造口回缩、造口脱垂、造口旁疝、造口周围皮肤破损等。造口患者在日常生活中应以预防为主,出现异常或不适,及时就诊。

具体预防措施如下:

(1)造口回缩的预防:避免体重过度增加或体重减轻,轻者可应用凸面底盘加腰带,避免造口周围皮肤损伤,使用造口粉和皮肤保护膜。

造口
并发症

（2）造口脱垂的预防：避免腹压增加的因素，如提举重物、便秘等，选用较软的底盘，正确粘贴，减少更换次数。

（3）造口旁疝的预防：避免腹压增加的因素，如提举重物、便秘、慢性咳嗽等，适当减轻体重，佩戴合适的造口腹带；根据造口及周围皮肤的情况，来选择合适的底盘或造口袋。

18. 造口患者怎么才能拥有正常的幸福生活？

造口患者虽然改变了排尿的生理通道，但是同样可以实现正常人的生理功能，这类人群可以拥有正常人的幸福生活。

（1）沐浴：当切口已愈合，无论是粘贴着造口袋还是撕除造口袋均能沐浴，水分是不会由造口进入身体内的，也不会影响造口袋的使用时间和身体的康复。沐浴前，最好在造口底盘的边缘贴上防水胶带，以免沐浴时水渗入底盘，影响造口底盘的稳固性。最好先将造口袋排空，沐浴后可用柔软的抹布将造口袋外层的水珠抹干即可。

（2）旅行：体力恢复后，同样可以外出旅游。路程的选择要遵循由近到远、由易到难的原则逐步进行。首先准备充足的造口袋，比平时用量稍大，以应付意外发生。湿纸巾也是必备之物。养成随身自带一瓶矿泉水的习惯，既可以保证饮水，也可在有意外时用于冲洗。

（3）社交：可以多参加造口联谊会，在这里可以找到新朋友，互相了解、互相鼓励，交流造口护理的经验和体会，以便减轻造口者的孤独感，激发重新走向新生活的勇气，重拾生活的信心与乐趣。

（4）锻炼与工作：选择一些力所能及的运动，如打太极拳、散步等，其中最简单的锻炼方法是散步。应尽量避免近身竞技类的运动，如摔跤；避免举重运动，以减少造口旁疝的发生。当身体体力完全恢复，可以恢复以前的工作，但应避免重体力劳动。

（5）性生活：对于很多造口患者，很少有人主动提到性问题，但事实上，这个问题会给很多患者造成生理、心理及社会压力，甚至导致婚姻及家庭的危机，影响患者的生活质量。适当的性生活有利于对患者术后的康复，自信的确立，生活质量的提高。性生活前，夫妻双方应建立信心，营造浪漫的气氛和环境,不要把所有的注意力集中在造口上,相互欣赏、爱抚,以进入状态。

(6)孕育:造口者是否可以怀孕生育? 对于这个问题,在无并发症的情况下怀孕到自然生育也是有可能的,但是要谨记孕前的准备和怀孕后的注意事项,如怀孕前应做好备孕准备,怀孕后要停用一些影响胎儿生长发育的药物,孕期多食蔬菜水果及富含纤维素性食物预防便秘,通过调整饮食、补充水分等方式来应对怀孕期间早孕反应。

(四)睾丸肿瘤

1. 睾丸肿瘤的发病原因有哪些?

睾丸肿瘤并不常见,仅占全身恶性肿瘤的1%。睾丸肿瘤是少见肿瘤,我国发病率为1/10万左右,占男性肿瘤的1%~1.5%。好发于15~35岁。一般表现为患侧阴囊内无痛性肿块,也有30%~40%患者出现阴囊钝痛或者下腹坠胀不适。10%左右患者出现远处转移的相关表现,如颈部肿块,咳嗽或呼吸困难等呼吸系统症状,食欲减退、恶心、呕吐和消化道出血等胃肠功能异常,腰背痛和骨痛,外周神经系统异常以及单侧或双侧的下肢水肿等。任何患者如果怀疑睾丸肿瘤均应进行经腹股沟途径探查,确诊者需切除睾丸。常见病因:

(1)先天因素中以隐睾患者发病率最高,其次为遗传及睾丸女性综合征易于发生。

(2))后天因素以损伤为主要原因,其次为激素及感染,使睾丸继发萎缩、细胞变性引起肿瘤。

2. 睾丸肿瘤的表现有哪些?

(1)睾丸无痛肿大,实质性有沉重感。

(2)肿瘤转移或隐睾恶变,腹部可摸到包块。

(3)胸部检查,乳房增大示肿瘤有全身内分泌作用。

3. 睾丸肿瘤有哪些检查?

(1)肿瘤标记物检查,精原细胞瘤者血内胎盘酸性磷酸酶常常增高,而非精原细胞瘤者常有人绒毛膜促性腺激素及甲胎蛋白增高。

（2）超声示睾丸内有实质肿物,可探出腹膜后肿块,肾蒂转移性淋巴结及腹腔脏器转移源。

（3）CT 扫描,示睾丸实质肿物,如有肿瘤转移可发现转移源。

（4）组织病理诊断。

4.睾丸肿瘤如何治疗?

（1）精原细胞瘤应行根治性睾丸切除术,术后放射治疗,晚期多联化疗。

（2）胚胎瘤和畸胎瘤应行根治性睾丸切除术及腹膜后淋巴清扫术,术后辅以放射治疗及多联化疗。常用化疗药如更生霉素、顺铂、阿霉素及博莱霉素等。

（3）绒毛膜上皮癌行根治性睾丸切除术及多联化疗,常用化疗药如6-硫基嘌呤、氨甲蝶呤、更生霉素等。

（周芳芳　刘文洁　王子文　邢桃红　周媛媛　张玉杰）

九、泌尿脏器外伤

（一）肾外伤

1. 肾怎么受伤了?

肾为实质性器官,质地脆、包膜菲薄,一旦受到暴力打击易致损伤。多见于 20 ~ 40 岁男性,左侧略多于右侧,双侧同时损伤少见。儿童肾周围组织结构的保护作用较成人弱,肾损伤的发病率较成人高。

2. 肾外伤表现有哪些?

肾外伤因损伤程度不同临床表现差异很大,主要症状可有休克、血尿、疼痛、腰腹部肿块、发热等。

(1)血尿:血尿与损伤程度不一致,肾挫伤或轻微肾裂伤可引起明显肉眼血尿;严重的肾裂伤可能只有轻微血尿或无血尿,如肾蒂血管断裂、肾动脉血栓形成,以及肾盂输尿管断裂或血块堵塞等。

(2)疼痛:肾包膜下血肿、肾周围软组织损伤、出血或尿外渗等可引起患侧腰、腹部疼痛。血液、尿液进入腹腔或合并腹腔内器官损伤时,可出现腹膜刺激征等。血块通过输尿管时,可引起同侧肾绞痛。

3. 肾外伤会引起哪些并发症?

(1)休克:严重肾裂伤或合并其他脏器损伤时,因严重失血常发生休克,可危及生命。

(2)感染与发热:血肿及尿外渗易继发感染并导致发热,多为低热。若继发肾周围脓肿或化脓性腹膜炎,可出现高热、寒战,严重者可发生感染性体克。

4. 肾外伤了怎么办?

(1)紧急处理:大出血、休克的患者需迅速抢救。密切观察生命体征,予以输血、复苏,尽快进行必要的检查,以确定肾损伤的范围、程度及有无合并其他器官损伤,同时做好急诊手术探查的准备。

(2)非手术治疗:适用于肾挫伤、轻型肾裂伤及无其他脏器合并损伤的患者。要求患者绝对卧床休息;早期合理应用广谱抗生素;补充血容量,给予输液、输血等支持治疗;合理运用止痛、镇静和止血药物。

(3)手术治疗

开放性肾损伤:这类损伤的患者几乎都要施行手术探查,特别是枪伤或锐器伤。原则是清创、缝合及引流,并探查有无其他腹部脏器损伤。

闭合性肾损伤:若明确为严重肾裂伤、肾破裂、肾盂破裂或肾蒂伤,需尽早手术。

若肾损伤患者在保守治疗期间发生以下情况,也需行手术治疗:经积极抗休克后生命体征仍未改善,提示有内出血;血尿逐渐加重,血红蛋白和血细胞比容持续降低;腰、腹部肿块明显增大;有腹腔脏器损伤可能。手术方法:依具体情况行肾修补术或肾部分切除术。若患肾无法修复,而对侧肾良好时可施行肾切除。肾动脉损伤性血栓者,一旦确诊,尽快行手术取栓或血管置换术。

(二)尿道外伤

1. 尿道外伤——"命根子"怎么受伤了?

尿道外伤多见于男性,是最常见的泌尿系损伤。男性尿道以尿生殖膈为界,分为前、后两段,前尿道包括球部和阴茎体部,后尿道包括前列腺部和膜部。男性尿道损伤是泌尿外科常见的急症,早期处理不当,易产生尿道狭窄、尿瘘等并发症。

2. 尿道外伤分哪几类?

(1)按尿道外伤的部位分类

前尿道损伤:多发生于球部,球部尿道固定在会阴部。常见于会阴部骑跨伤。

后尿道损伤:多发生于膜部,常见于骨盆骨折时尿生殖膈移位,产生剪切样暴力,使薄弱的膜部尿道撕裂。

(2)按致伤的原因分类

开放性损伤:因弹片、锐器伤所致,常伴有阴茎、阴囊、会阴贯通伤。

闭合性损伤:因外来暴力所致,多为挫伤或撕裂伤。

3. 尿道外伤的临床表现有哪些?

(1)疼痛:尿道球部损伤时受伤处疼痛,可放射到尿道口,尤以排尿时为甚,后尿道损伤表现为下腹部疼痛,局部肌紧张并有压痛。

(2)尿道出血:前尿道损伤时,可见尿道外口滴血,尿液可为血尿;后尿道破裂时,可无尿道口流血或仅少量血液流出。

(3)排尿困难:尿道挫裂伤后,因局部水肿或疼痛性括约肌痉挛,发生排尿困难。尿道断裂时,可发生尿潴留。

(4)并发症:①休克,骨盆骨折致后尿道损伤,常因合并大出血,引起创伤性失血性休克;②尿外渗及血肿,尿道断裂后,用力排尿时尿液可从裂口处渗入周围组织,形成尿外渗,并发感染时则出现脓毒血症,膜部尿道损伤致尿生殖膈撕裂时,会阴、阴囊部出现尿外渗及血肿。

4. 怎么确诊是否发生了尿道外伤?

(1)导尿:用于检查尿道是否连续、完整。严格无菌操作下轻缓插入导尿管,若能顺利插入至膀胱,说明尿道连续而完整。若首次插入困难,不应勉强反复试插,以免加重局部损伤、导致感染。后尿道损伤伴骨盆骨折时,一般不宜导尿。

（2）X射线检查：骨盆前后位X射线摄片显示骨盆骨折。尿道造影可显示尿道损伤部位及程度。

5. 怎么挽救外伤的尿道?

（1）紧急处理：损伤严重伴大出血可致休克，须积极抗休克治疗，尽早施行手术治疗。尿潴留者可紧急行耻骨上膀胱造瘘引流尿液。

（2）非手术治疗：尿道挫伤及轻度裂伤者症状较轻、尿道连续性存在，无须特殊治疗。应用抗生素预防感染，必要时插入导尿管引流1周。

（3）手术治疗：①前尿道裂伤导尿失败或尿道断裂，立即行经会阴尿道修补或断端吻合术，并留置导尿管2～3周。尿道裂伤严重、会阴或阴囊形成大血肿者，可做膀胱造瘘术，3个月后再修补尿道。②骨盆骨折致后尿道损伤，经抗休克治疗病情稳定后，局麻下做耻骨上高位膀胱造瘘。尿道不完全断裂者，一般在3周内愈合，恢复排尿。经膀胱尿道造影，明确尿道无狭窄及尿外渗后，可拔除膀胱造瘘管。若不能恢复排尿，则留置膀胱造瘘管3个月，二期施行尿道瘢痕切除及尿道端端吻合术。

为早期恢复尿道的连续性，避免尿道断端远离形成瘢痕性假道，对部分病情不严重、骨盆环稳定的患者，可施行尿道会师复位术，并留置导尿管3～4周。若恢复顺利，患者排尿通畅，则可避免二期尿道吻合术。

6. 什么是尿道会师复位术?

尿道会师复位术靠牵引力使已断裂的尿道复位对合。方法：做下腹部切口，切开膀胱前壁，经尿道外口及膀胱颈各插入一尿道探子，使两探子尖端于尿道损伤部位会师。如会师有困难，亦可用示指从膀胱颈伸入后尿道，将从尿道外口插入的探子引进膀胱。在其尖部套上一根橡皮导尿管，退出探子，将导尿管引出尿道外口。再在此导尿管尾端缝接气囊导尿管，将其带入膀胱内。沿尿道方向牵引气囊导尿管，借牵引力使尿道两断端对合。

7.尿道会师复位术后留置尿管需要注意什么?

尿道吻合术与尿道会师术后均留置尿管,引流尿液。需注意以下事项:

(1)妥善固定:尿管一旦滑脱均无法直接插入,须再行手术放置,直接影响损伤尿道的愈合。妥善固定尿管、减缓翻身动作,防止尿管脱落。

(2)有效牵引:尿道会师术后行尿管牵引,有利于促进分离的尿道断面愈合。

为避免阴茎阴囊交界处尿道发生压迫性坏死,需掌握牵引的角度和力度。牵引角度以尿管与体轴呈45°为宜,尿管固定于大腿内侧;牵引力度以0.5千克为宜。维持1~2周。

(3)引流通畅:血块堵塞是导致尿管堵塞的常见原因,需及时清除。可在无菌操作下,用注射器吸取无菌生理盐水冲洗、抽吸血块。

(4)预防感染:严格无菌操作,定期更换引流袋。留置尿管期间,每日清洁尿道口。

(5)拔管:尿道会师术后尿管留置时间一般为4~6周,创伤严重者可酌情延长留置时间。

8.尿道会师复位术后的患者出院后需要注意什么?

(1)定期行尿道扩张术:经手术修复后,尿道损伤患者尿道狭窄的发生率较高,需要定期进行尿道扩张以避免尿道狭窄。尿道扩张术较为痛苦,应向患者说明该治疗的意义,鼓励患者定期返院行尿道扩张术。

(2)自我观察:若发现有排尿不畅、尿线变细、滴沥、尿液混浊等现象,可能为尿道狭窄,应及时来医院诊治。

9.什么是尿道扩张术?

尿道扩张术是将金属探条由细到粗依次插入尿道内,逐渐扩张尿道,使其狭窄段变粗,达到排尿通畅的目的。方法:患者排空膀胱,取仰卧位。消毒尿道外口,行局部麻醉后,向尿道内注入无菌液体石蜡5~10毫升。取16F金属尿道探条,探条涂上液状石蜡。右手持金属尿道探条柄,左手扶持患者的阴茎,将其向上拉直,将探条缓慢插入尿道内,通过尿道狭窄部位并固定 1 小时,再缓慢取出。扩张成功后根据排尿情况选择尿道扩张周期,可每周 1 次、每 2 周 1 次到每月 1 次或更长时间,直至可通过 22F 金属尿道探条。尿道扩张术后多饮水,并密切观察尿线、射程及排尿困难的改善情况,有急性尿道感染者禁行此术。

(李艳丽　韩林俐　张玲玲)

十、男性生殖系统疾病

（一）阴茎异常勃起

1. 什么是阴茎异常勃起？

正常成年男子在性活动或持续性性刺激下，阴茎勃起能持续数分钟甚至1小时以上，若在非上述状态下，阴茎持续勃起超过4小时，称为阴茎异常勃起。主要表现为阴茎持续勃起、肿大、疼痛、质硬。阴茎皮肤可淤血，颜色加深。

2. 阴茎异常勃起有哪些病因？

本病可发生于任何年龄，大部分原因不清，只有少部分患者与某些特定病因有关，大致可以分为以下几方面。①神经性病因：脊髓损伤，脑干病变，脊髓中枢过度兴奋，反射性神经活动增强，可引发本病。②血液疾病：多见于白血病、镰状细胞病，可发生于青春期前。亦可见于红细胞增多症、血小板减少症等。③药物影响：临床见于阴茎行酚妥拉明、罂粟碱阴茎海绵体内注射后。另外某些药物也可引起阴茎异常勃起，如噻嗪类利尿药、睾酮、抗高血压药等。④机械性原因：原发或转移性肿瘤侵犯阴茎、盆腔肿瘤压迫影响静脉回流。前列腺及后尿道的炎症，造成前列腺静脉丛栓塞，阴茎背静脉血栓性静脉炎。⑤特发性病因：致病原因不清，可能与性刺激有关。

3. 阴茎异常勃起的治疗方法有哪些？

本病的治疗原则是使阴茎恢复疲软状态，防止继发性阴茎异常勃起。早期可使用镇静止痛药、局部冷敷等对症治疗。镰状细胞性阴茎异常勃起，采用补充液体,止痛,大量输血或红细胞分离疗法,若上述方法无效或持续勃起 36～48 小时,应手术治疗。无论勃起持续时间长短和治疗方法如何,约 50% 的患者可发展成不同程度阴茎异常勃起。

对于积极的非手术治疗无效患者,早期手术是手术成功的关键。一旦海绵体内血栓形成,并发海绵体纤维化、勃起功能障碍的比率明显升高。若手术治疗无效,阴茎假体植入是一种可供选择的治疗方法。

(二)精索静脉曲张

1. 为什么说精索静脉曲张不是小毛病?

精索静脉曲张是指精索里的静脉因回流受阻,而出现的迂曲扩张,是青壮年常见疾病,发病率占男性人群的 10%～15%,在男性不育中占 15%～20%,精索静脉曲张可伴睾丸萎缩和精子生成障碍,造成男性不育。精索静脉曲张也可以因为肾肿瘤或其他腹膜后肿瘤引起,不容小觑。

2. 怎样发现精索静脉曲张?

精索静脉曲张有以下临床表现:

(1)阴囊外观的改变:站立时,患侧阴囊以及睾丸会低于健侧,阴囊的表面出现扩张、迂曲的静脉,如"蚯蚓"状附在阴囊的表面,少数患者可有立位时阴囊肿胀,阴囊局部持续或间歇坠胀疼痛感、隐痛和钝痛,可向下腹部、腹股沟区或后腰部放射。触摸时,阴囊有团状的软性包块,劳累或久站后及行走时症状加重,但是平卧休息时症状就会有所减轻或者消失(图 10-1)。

(2)神经衰弱的症状,部分患者会表现为头痛、乏力、敏感等神经衰弱症状,个别人还会有性功能障碍。

(3)不育,精索静脉曲张可伴有睾丸萎缩而导致少精、弱精、死精等精子精液异常,危害男性生育能力,造成不育。

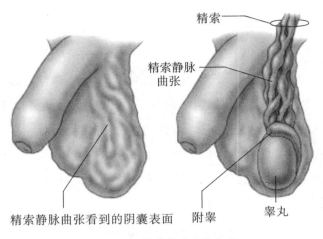

精索

精索静脉
曲张

精索静脉曲张看到的阴囊表面　　附睾　　睾丸

图 10-1　精索静脉曲张表现

3. 精索静脉曲张分几种类型?

精索静脉曲张按病因可以分为原发性和继发性。

(1)原发性:多见于青壮年,大多数左侧发病。

(2)继发性:是由于肾肿瘤、腹膜后肿瘤、盆腔肿瘤、肾积水、肾囊肿和异位血管压迫等疾病造成精索静脉回流障碍所引起的精索静脉曲张。

4. 为什么会得精索静脉曲张?

(1)精索静脉曲张分为原发性精索静脉曲张和继发性精索静脉曲张。其各自的发病原因如下。

原发性精索静脉曲张:①精索静脉瓣缺如或功能不良导致血液反流;②精索静脉管壁及周围结缔组织薄弱,或提睾肌发育不全等解剖学因素引起。③直立姿势影响精索静脉回流。

(2)继发性精索静脉曲张:肾肿瘤、腹腔内或腹膜后肿瘤、肾肿瘤、盆腔肿瘤、巨大肾积水、异位血管压迫上行的精索静脉等。

5. 患了精索静脉曲张需要做哪些检查?

需要做的检查有体格检查、精液检查、超声检查、血清睾酮检查、静脉造影检查。

体格检查:典型的精索静脉曲张患者直立时,可在阴囊部位见到阴囊皮肤表面的扩张和扭曲的精索蔓状静脉丛;用手触摸可感觉到弯曲膨胀的血管团,挤压后捏瘪,但放松后又会膨出。对阴囊部视诊和触诊都难以判断的,可让患者取站立位,用力屏气加大腹压,再观察与触摸阴囊蔓状静脉丛,即便是轻度精索静脉曲张也能被发现。原发性与继发性精索静脉曲张的区别为:立位触及弯曲膨胀的血管团后,挤压团块缩小者为挤空征阳性,这是原发性精索静脉曲张的特征;继发性精索静脉曲张的挤空征为阴性,并且患者平卧位时,曲张的静脉团块并不缩小。

精液检查:包括精子的形态、数量、精子活动率等。一般可出现精子畸形率增加、数量减少、活动率低下等现象。

超声检查:可以客观、清晰地显示精索静脉的内径和其内的血流状况及有无反流和血流速度,弥补了触诊不能发现的不足。

血清睾酮检查:包括总睾酮和游离睾酮的检查,可以了解睾丸的功能状况。

静脉造影检查:精索内静脉造影是指经股静脉插管至精索内静脉,注入造影剂,观察造影剂逆流的程度,造影剂在精索静脉内逆流长度达 5 厘米时为轻度;逆流到第 4~5 腰椎水平为中度;逆流至阴囊内者为重度。对继发性精索静脉曲张应注意检查腹部,应做静脉肾盂造影排除肾脏肿瘤。

6. 患了精索静脉曲张会影响生育吗?

精索静脉曲张的患者会因为血液淤滞、组织缺氧、代谢废物排不出去,导致阴囊温度升高、营养障碍、睾丸内分泌功能障碍,从而影响睾丸生精功能,造成生育障碍。所以一般来说,曲张越严重,不育也就越严重,但是,并不是绝对的都影响生育。如果经常体检,对精索静脉曲张早发现、早诊断、早治疗,将不会影响生育功能。

7. 为什么精索静脉曲张偏好左侧?

精索静脉曲张左侧的发生率较高,这是因为:

（1）左侧精索内静脉长，呈直角进入肾静脉，血流受到一定阻力。左肾静脉附近的左精索内静脉无瓣膜，因此血液容易倒流。

（2）左侧精索内静脉位于乙状结肠之后，易受肠内粪便的压迫，影响血液回流。

8. 精索静脉曲张一定要手术吗?

应根据是否伴有不育或精液质量异常、有无临床症状、静脉曲张程度及有无其他并发症等情况给予治疗。治疗方法包括药物治疗和手术治疗。一般无临床症状的轻度患者可先用药物治疗，中度和重度患者需行手术治疗。目前常用的手术方法是精索静脉曲张高位结扎术。

9. 精索静脉曲张手术后应该注意哪些?

做了精索静脉曲张手术后，应该注意休息、增加营养、适量活动、注意伤口保护等，具体护理措施为：

（1）卧位护理：去枕平卧 6 小时；常规平卧一日，促进侧支静脉回流，预防阴囊肿胀。

（2）饮食护理：术后 6 小时内禁食水；6 小时后若无腹胀、恶心、呕吐，可进食水及流食（清肉汤、果汁等）；之后逐渐过渡到半流食（面片汤、米粥等），而后改为普通饮食。

（3）术后活动：术后及早下床活动。3 个月内避免重体力劳动、剧烈运动、久站。术后 1 个月内禁止性生活。

（4）伤口护理：术后伤口压盐袋 6 小时，减少出血；观察伤口敷料，如有无渗血，及时通知医生更换，保持清洁干燥。

（5）其他：术后 6 小时若患者经诱导仍不能自行排尿，通知医生，给予留置导尿，保持尿管通畅。

10. 如何预防精索静脉曲张?

精索静脉曲常常因一些诱因而引起，日常生活中应了解诱因有哪些，注意预防。预防方法有：

（1）禁烟、酒,忌刺激性食物。多饮水,多吃新鲜蔬菜、水果。

（2）注意休息,生活规律,保持心情舒畅,避免疲劳,避免久坐、久站。

（3）及时治疗泌尿生殖系统感染如前列腺炎、尿道炎等,减少炎症发生的机会。

（4）由于精索静脉曲张的发生与性冲动旺盛,性器官常常过度充血有关,因此控制频繁性冲动是预防精索静脉曲张的重要环节。

（5）选择合适内裤:选择预防阴囊下坠和透气良好的棉质内裤。尤其是对轻中度精索静脉曲张患者有一定改善缓解作用。

（三）男性不育症

1. 不育症检查为什么"男士优先"?

我国不育症的发病率正在不断升高,引发不育的原因不是单方面的,有可能是男方引起的,也有可能是女性造成的。为了明确不育的真正原因,最好对男女双方同时进行检查,但对于男性来说,检查相对简单方便,所以不要按照常理的"女士优先",一定要请"男士优先",因为如果男士没有生育的"种子"(精子),那么对女性检查和治疗的一切努力将没有任何意义。

2. 生殖器官发育异常的检查有哪些?

不育症首先应进行的体检是由泌尿外科或男科的门诊医师完成,检查的项目包括:

（1）包皮:是男士阴茎的一件保护性"贴身"外衣,如果不讲卫生,或者包皮过长与包茎,将会反复诱发炎症而影响生育。

（2）阴囊:是睾丸的保护伞,可以保护睾丸免受外伤,还可以调节局部的温度。

（3）阴茎:是完成生育所必需的性交活动中的一个主要工具,提供精液排放的通道。阴茎的弯曲、纤维化、勃起功能障碍、阴茎癌等可以影响性活动而影响生育。

（4）睾丸:睾丸是制造精子的"工厂",一旦出现异常(大小、质地及位置异常),其精子的质与量就要大打折扣了,可以造成生精能力低下,或者根本没有生精能力。

(5)附睾:附睾是精子成熟和储存精子的地方,如果有炎症存在,既影响精子的质量,又影响精子的存活,附睾的炎症又可以因纤维化形成硬结而造成附睾阻塞,使精子难以排出。

(6)输精管:输精管是排精途径,与附睾相连接的部分是输精管,如果输精管缺如或有慢性炎症形成结节,输精管将被堵塞,精液不能通过,当然也不能将精子排出到体外,因而也就不能使妻子受孕了。

(7)精索静脉:是否有精索静脉曲张及其严重程度。精索静脉曲张也与隐睾有"异曲同工"的效果,可以造成睾丸的温度增高和导致睾丸萎缩。

(8)前列腺和精囊:检查稍微麻烦一点,需要医生来完成。通过直肠肛诊指检,可以检查其大小、质地、触痛,并可以获取前列腺液进行化验检查。

3. 精液量过少的原因有哪些?

出现精液量过少的原因较多,主要包括:①睾丸功能减退和内分泌紊乱,使附睾、前列腺、精囊腺发育不完全而导致精液分泌不足;②泌尿生殖系统感染导致精液减少;③精囊肿瘤或囊肿、尿道狭窄、尿道憩室或生殖道手术引起输精管损伤,减少精液量;④排精次数过于频繁。

4. 精液量过少,影响生育吗?

正常男子一次排出的精液量通常为 2~6 毫升,如果少于 2 毫升则称为精液量过少。精液内除了精子之外,还有精浆、许多有机和无机成分,它们对精子能否成功受孕都有影响。所以,精浆量的多少决定了精液量的多少。如果精液量过少,则精液内营养精子的精浆成分必然要明显减少,精子所获得的营养成分也将明显减少,使精子失去活力,生育功能将受到影响,导致不育。

（闫　妍　王连竹　李艳丽　韩林俐　张玲玲）

十一、婴幼儿泌尿生殖系统疾病

（一）包皮过长

1. 什么是包皮过长？婴幼儿的包皮过长正常吗？

包皮过长指包皮遮盖龟头和尿道外口，但可以翻转而显露龟头。绝大多数婴儿出生时都因包皮与龟头间的粘连而存在包皮过长，3 岁后由于阴茎的长大及包皮下包皮垢的积聚，包皮与龟头逐渐分开，而阴茎的间断勃起可使包皮自然翻转，3 岁后 90% 的小儿包皮均可翻转（图 11-1）。

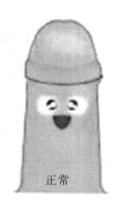 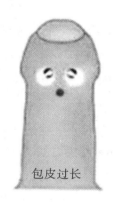 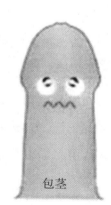

正常　　　　　包皮过长　　　　　包茎

图 11-1　包皮过长示意

2. 包皮过长生活中怎样护理？

婴幼儿包皮过长应经常上翻包皮，清洗阴茎头、冠状沟，保持局部清洁，以防治感染。

3. 包茎是怎样回事？包茎怎么治疗？

包茎是指包皮不能上翻使龟头外露,常由于包皮口狭窄或包皮与阴茎头粘连所致。包茎患儿若强行翻转包皮而未及时复位,将导致包皮嵌顿。若不及时处理,可使包皮及龟头发生溃烂,甚至坏死。对包皮嵌顿应尽早行手法复位,如复位困难可于包皮背侧切开再行复位,如仍无法复位应行包皮环切术。

4. 包皮过长都需要手术吗？

婴儿刚出生时,包皮与阴茎头粘连,属正常生理现象。至婴儿期,粘连逐渐吸收,包皮与阴茎头亦逐渐分离。至 3~4 岁时,由于阴茎发育,间歇性勃起,可促进粘连分离;另外包皮下包皮垢的积聚,也可使粘连分离,使包皮向上退缩,约90%以上的幼儿在上翻包皮时可显露阴茎头。平素包皮遮盖住阴茎头,在小儿应属正常。

但是包皮过长使包皮垢积聚于包皮下,易导致感染,反复感染会引起炎性粘连,甚至继发性尿道外口狭窄。包皮垢及反复长期的慢性刺激是引起阴茎癌的主要因素。对包皮过长的患儿,如包皮容易翻转,可暂不施行手术治疗,但需保持局部清洁。若局部反复发生感染,应在控制感染后行包皮环切术。

5. 包皮环切术的适应证有哪些？

包皮环切术适应证包括:包皮口纤维性狭窄,包皮垢积聚及阴茎包皮炎反复发作者,青春期后包皮过长者,有包皮嵌顿史者。阴茎头包皮炎急性期不可做包皮环切术。

6. 包皮环切术有哪些方法？各有什么优缺点？

(1)传统包皮环切术:包皮口背侧纵行剪开距冠状沟 0.5~0.8 厘米,环形切除过长之包皮内外板,结扎出血点,可吸收线缝合内外板。

(2)使用包皮环切吻合器(商环等)包皮环切术:麻醉后,分别于包皮两侧放置止血钳,系带侧钳夹包皮内外板,置入包皮环扎器内环,同时使内环凹槽的部分与包皮系带处对准,系带长度保留在0.5~1.0厘米,借助于双股弹力结扎线均匀的结扎包皮于套环沟槽中,将多余包皮切除,创口边缘做消毒处理,完毕。

(3)激光袖套状包皮环切术:距冠状沟0.5~0.8厘米激光环形切开内板至筋膜层,根据外板长度在相应部位环形切开外板,紧贴筋膜分离脱套切除过长之包皮内外板,结扎出血点,可吸收线缝合内外板。

(4)包皮环扎术:采用韩式包皮环套扎包皮内外板,使其坏死脱落。

各种包皮环切术的优缺点见表11-1。

表11-1 各种包皮环切术的优缺点

手术名称	优点	缺点
传统包皮环切术	术后出血及术后切口感染等并发症、再次手术的发生率相对较少	手术时间长、易出血或形成血肿、拆线困难、切缘不平整、术后不美观
使用包皮环切吻合器(商环等)包皮环切术	操作简单、术后并发症少、手术部位疼痛轻微、完整保留包皮系带、包皮美观	术后水肿较重、愈合时间长、术后晨勃导致疼痛
激光袖套状包皮环切术	术中出血少,避免皮下异物残留及术后线头反应;切缘整齐,愈合美观	对内外板预留的长度较难掌握,会出现切除过多或过少的情况;手术采用激光切割,激光产生的高温对组织烧灼,使组织愈合时间延长,术后水肿消失慢;术后有创口出血、感染、裂开等并发症
包皮环扎术	操作简单、手术时间短、出血较少、无缝合、无线头反应、无拆线痛苦、切缘整齐美观	术后多余的包皮需经过自然坏死、脱落、而后再愈合的漫长过程,愈合时间长;坏死脱落时伤口外露,多有炎症反应,水肿、疼痛较多;带环过程中伴有不适感和勃起后疼痛,套环脱落过程中会导致撕裂出血,成年患者,伤口感染率高,且术后阴茎易勃起,导致伤口裂开

7.怎样护理包皮环切术后的患儿?

(1)心理支持:麻醉苏醒后,和其他手术一样,患儿第一眼看到的应为其父母。

(2)排尿:鼓励患儿尽早排尿,如因疼痛拒绝排尿,适当使用止痛药。

(3)保持会阴部切口敷料干燥清洁:随时清除排泄物,一旦污染,应立即更换敷料。采用暴露疗法的切口,应注意观察阴茎、阴囊肿胀情况,切口部位可用烤灯或理疗。肿胀较剧者可用50%硫酸镁溶液湿敷。

(4)若发生包皮出血、血肿,应加压包扎或再手术止血。

(5)镇静止痛:术后3天内,应适当使用镇静止痛剂,大龄患儿可酌用乙蔗酚等,以防阴茎勃起疼痛、肿胀与出血。

(二)睾丸鞘膜积液

1.睾丸鞘膜积液是怎么形成的?

幼儿睾丸鞘膜积液是由于鞘膜突在出生前后未能闭合而形成一个鞘膜腔,它导致液体的积聚、扩张而形成梨型的腔囊。部分先天性睾丸鞘膜积液患者因鞘膜腔与腹膜腔有相通的管道而形成交通型的鞘膜积液,表现为液体能随体位的改变从鞘膜腔来回流动。考虑到睾丸鞘膜积液严重时可能会影响睾丸生长发育,建议及时就医处理。

2.睾丸鞘膜积液的治疗方法有哪些?

鞘膜积液会给宝宝带来很多麻烦。如下身的不适、阴囊睾丸的沉重下坠感、行走或劳动不便。因此当宝宝发生睾丸鞘膜积液时,应根据不同的年龄、积液的不同程度,选择合适的治疗方案。

睾丸鞘膜积液的治疗原则是:婴儿的睾丸鞘膜积液可在2岁之前自行消退,可以不急于治疗。

因睾丸鞘膜积液形成时所积聚的液体是细菌良好的培养基,容易培养细菌,并持续繁殖,因此若达到手术指征应尽快进行手术。若不手术,单纯采用抗生素治疗,药物能够进入鞘膜囊内的数量是微乎其微的。只有采用手术方法切开睾丸鞘膜囊,引流感染的积液,宝宝才会痊愈。手术分为两种方法:鞘膜完全切除术和鞘膜翻转术。

(1)鞘膜完全切除术中,由于此处血管极其丰富,术中不易逐一结扎,术后可能发生血肿。因此熟练的技能操作很有必要。

(2)术后由于睾丸肥厚且因鞘膜未被切除,而被包裹在精索周围,造成过度胖大,甚至血流障碍,使阴囊长期肿大或坠痛,此时可将阴囊托起减轻阴囊肿大。

(3)阴囊皮肤表面全是皱褶,加上手术时切开排脓,易造成感染,导致伤口难以愈合。因此术后适量应用抗生素很有必要,可以控制感染,预防伤口因感染造成的难愈合。

3. 如何护理睾丸鞘膜积液术后的患者？（视频：睾丸鞘膜积液患者的术后护理）

睾丸鞘膜积液患者的术后护理

睾丸鞘膜积液手术除了需要医生高超的技术外,手术后还需要精心细致的护理,才能保证可靠的治疗效果。

(1)卧位护理:术后应有安静舒适的环境休养,去枕平卧6小时,头偏向一侧,防止宝宝呕吐窒息。

(2)饮食护理:手术以后6小时可给予流质饮食,如水、粥等。第二天可以进食易消化和富含纤维素的饮食,多喝水,尽量减少食用牛奶、豆浆等易产气食物,多吃新鲜果蔬,按摩腹部,防止便秘。同时还应避免进食刺激性食物如冷饮等。

(3)伤口护理:手术后可对局部伤口加压包扎,但压力不宜大,以免损伤阴茎,还需对阴囊托起抬高,防止阴囊水肿,保证伤口清洁。保证手术部位清洁,防止伤口感染。

(4)疼痛护理:由于手术创伤的原因,术后会有些疼痛,但疼痛会逐渐减轻,因宝宝年龄过小,不建议使用止痛药。术后应为宝宝准备感兴趣的玩具,稳定情绪,防止麻醉药消退后宝宝哭闹,对伤口处造成伤害。

(5)术后活动:手术当日不可下床,术后6小时可坐起活动,次日可下床活动,活动避免剧烈运动,防止伤口碰水,有家长看护。

4. 睾丸鞘膜积液会影响生育吗?

得了睾丸鞘膜积液如果根据医生的治疗方案进行正规治疗,一般不会引起不育,但是对一些严重的睾丸鞘膜积液如果治疗不及时或治疗不当可能会引起不育。如睾丸周围的鞘膜积液压迫睾丸,影响血液循环及生精功能,导致不育;鞘膜积液过大,阴茎被阴囊皮肤包绕,不利于正常性交,也会造成不育;继发于结核、睾丸炎等疾病者,不利于生育。

5. 什么是腹腔镜手术? 哪些泌尿系统疾病适合做腹腔镜手术?

腹腔镜手术是一门新发展起来的微创手术方法,也是未来手术发展的一个必然趋势。随着医生越来越娴熟的手术操作,使得过去的开放性手术被现在的腔镜手术所取代,大大增加了手术的选择机会,泌尿外科腔镜手术适应证越来越广。

腹腔镜手术方法:在患者腰部做 3 个 1 厘米的小切口,各插入一个管道做工作通道,手术的一切操作均通过 3 个管道进行;再用特制的加长手术器械在电视监视下完成与开放手术同样的步骤,达到同样的手术效果。目前深受患者和医生欢迎,它具有如下优点:①手术创伤小,出血少,术后疼痛轻,一般无须止痛药物。②术后不用缝针,只需创可贴黏合,腹部不留明显伤疤。③并发症少,术后无肠管粘连的发生,住院时间短。

常用于以下疾病:

(1)肾上腺手术:主要适宜于肾上腺良性肿瘤,包括原发性醛固酮腺瘤、皮质醇腺瘤、库欣(Cushing)综合征、嗜铬细胞瘤等。目前,腹腔镜手术已成为泌尿外科手术的黄金标准。

(2)肾切除术:适宜于各类肾脏肿瘤、萎缩肾、结核肾、巨大肾积水的无功能肾。

(3)肾部分切除术:适宜于早期肾癌、良性肾肿瘤等。

(4)肾和输尿管全长切除术:适宜于肾盂肿瘤和输尿管肿瘤。

6. 腹腔镜术后一般护理项目有哪些？（视频：腹腔镜患者的术后护理）

腹腔镜患者的术后护理

腹腔镜手术虽然创伤小，但是手术后也会存在一些不适，应该做好术后护理，减少不适，促进康复。

（1）恶心、呕吐的护理：恶心、呕吐是最常见的不适，多为麻醉引起，请将头偏向一侧，以免呕吐物误吸入肺部，呕吐后用清水漱口，保持口腔清洁。

（2）体位：术后6小时内，去枕平卧；6小时后，垫软枕；根据手术情况开始床上活动，防止深静脉血栓形成。

（3）饮食：6小时内禁食，6小时后无腹胀、恶心、呕吐，可进食流质饮食。逐渐由流质饮食过渡为半流质饮食再为普通饮食（流质：清肉汤、果汁等；半流质：面片汤、米粥）。

（4）活动：术后早期活动，可以减少并发症，促进早日康复。术后第1天即可开始活动，依据患者的体力情况，循序渐进增加活动量。

（5）引流管护理：保持引流管通畅，防止扭曲、受压、脱出，下床活动时要妥善固定引流管，勿使引流袋的位置高于引流口位置，以免引流液倒流，一旦管路脱落不要紧张，及时告知医务人员处理。

（6）探视制度：术后需要亲属朋友的关心，但应遵守探视制度。手术后应尽量减少人员探视，如果探视人员较多，患者过多与人交谈、应酬、耗费精力，增加身体的疼痛和不适，不利于术后恢复；术后抵抗力下降，各种切口、引流管的存在增加感染的概率，探视人员将各种细菌带入病室内，通过空气和接触传播可能引起患者感染，各种传染性疾病如感冒、细菌性腹泻、皮肤疾病等不能探视患者。

7. 腹腔镜术后为什么要早期活动？如何进行活动？

很多患者家长认为手术后体力虚弱，应该卧床休息才好，其实术后长时间卧床是存在许多危害的：①麻醉及手术会增加肺部感染的机会，卧床时呼吸较为表浅，肺内分泌物无法排出，造成坠积性肺炎。②卧床还可使胃肠道功能减弱，食欲降低，加之患者的饮食较为精细，含纤维素成分少，容易出现便秘。③卧床时身体局部受压,血液循环受阻,尤其在骶尾部、四肢骨骼突出部易发生压疮,愈合非常困难。

术后早期活动的优点:术后早期活动可以增进食欲,改善情绪,促进体力恢复,减少各种并发症的发生。

活动量的标准:活动后无头晕、心慌、气急、肢体及伤口疼痛等不适感觉,活动后无极度疲乏,心率、血压无明显上升,自我感觉可以耐受。

活动方法:必须在医护人员的指导下,制订合理的计划,按正确的方法和步骤循序渐进。①术后第一天,可取半卧位,进行深呼吸及有效咳嗽,同时由他人帮助抬高四肢,活动关节,协助翻身,轻叩背部,②术后 2~3 天,可坐在床边,两腿下垂,主动活动四肢、头颈部关节和肌肉,可在他人扶持下或扶着床沿、椅子等站立、行走,继而可在室内缓慢行走;到室外行走要注意预防感冒。

8. 腹腔镜术后切口疼痛怎么办?

腹腔镜术后的切口疼痛是会有的,一般术后 6 小时麻醉药作用逐渐消失,疼痛开始明显,其程度与手术损伤的范围,切口的大小、部位以及患者的心理状态和耐受程度有关。在经医护人员检查无异常情况时,可采取以下方式缓解:①更换卧位和姿势,尽量保持舒适。②家人给予交谈、安慰或听一些轻松愉快的音乐等分散注意力。③向医护人员叙述心中的疑问和担忧,避免高度焦虑而降低耐受性,加重疼痛,经医生允许,在规定时间间隔内使用止痛药物。

9. 腹腔镜术后如何观察手术切口?

一般在术后第 2 天医生更换切口敷料,以后根据病情每 2~3 天更换一次,在此期间,如出现敷料被血液或分泌物浸湿或敷料移位不能完全覆盖切口时应及时更换,切口一般在 7~10 天愈合,表面干燥,无渗血、渗液,可不必再用敷料,切口部位保持清洁、干燥。术后 1 个月可淋浴。观察切口的状况,包括切口是否疼痛加剧,周围是否发红、发热,切口闭合是否良好,是否有渗血、渗液,针眼处是否有异常的分泌物,如出现异常情况应及时就医。预防切口裂开还应正确保护切口,如在咳嗽、打喷嚏时应按压伤口周围。

10. 机器人手术是医生做手术还是机器人做手术?

随着机器人在临床治疗中的应用,使外科治疗呈现智能性、微创性新趋势。特别是在机器人手术比例逐步增加的背景下,极大程度上提高手术成功率,减少术后并发症的出现。与腹腔镜手术比较,机器人手术具有术野清晰、立体的优势,借助3D内视镜和精密"手臂"的使用,对病变组织、解剖部位予以精准定位,以此起到疾病治疗的效果。

利用机器人做手术时,医生的双手不碰触患者,一旦切口位置被确定,装有照相机和其他外科工具的机器人将实施切断、止血及缝合等动作,外科医生可以远离手术台操纵机器人进行手术,观测和指导机器人工作就行了。

(三)睾丸扭转

1. 什么是睾丸扭转? 睾丸扭转是怎么发生的?

睾丸通过睾丸系膜与阴囊相连,由睾丸系膜将睾丸固定于阴囊。个别胎儿在发育时会出现一侧或两侧睾丸系膜过长,出生后,睾丸与精索的活动度就很大,如果突然遇上用力过猛或剧烈振荡等情况,睾丸与精索就会发生一定程度的扭转,造成其血流供应受阻、减少或中断,引起睾丸缺血性病变,最终睾丸组织坏死,继而发生睾丸萎缩。睾丸扭转又称为精索扭转(图11-2)。

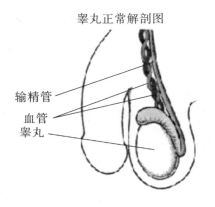
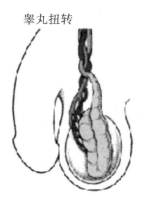

睾丸正常解剖图　　　　　　睾丸扭转

输精管
血管
睾丸

图 11-2　睾丸扭转

2. 睾丸扭转的表现有哪些?

睾丸扭转会出现剧烈的患侧阴囊疼痛,可同时向下腹部或腹股沟处放射,常常伴有恶心、呕吐等反应,疼痛发生数小时后阴囊有红肿,若用手触碰,疼痛感加剧。

3. 睾丸扭转与哪些疾病相似? 如何辨别?

睾丸扭转与急性附睾炎、阴囊血肿、鞘膜积液在临床上均有睾丸疼痛、肿胀等类似的情况,其实几种疾病在发病原因、伴发症状方面均有本质的区别。

(1)急性附睾炎:急性附睾炎发病时,患者往往伴有泌尿系感染或前列腺炎,患者会突然高热,化验血常规显示白细胞升高,阴囊有肿块,而睾丸扭转是在睡眠或活动后突然发生,睾丸剧烈疼痛伴下腹痛。另一种鉴别方法是将睾丸用棉质衣物轻柔托起后疼痛缓解为附睾炎,疼痛加剧为睾丸扭转。

(2)阴囊血肿:阴囊血肿患者在阴囊肿胀前有明确外伤史,致伤因素常分为钝性损伤和锐性损伤,钝性损伤有踢伤、骑跨伤、挤压伤等,多发生于平时骑自行车、摩托车和重体力劳动中;锐性损伤有穿透伤、利器刺伤、枪伤等,有些有开放性损伤者见阴囊皮肤撕脱,睾丸裸露,而睾丸扭转患者没有外伤史。

(3)鞘膜积液:是一种慢性发展的疾病,一般情况下不会很痛,用手电筒照射肿胀阴囊时,可穿透阴囊,有可见光,而睾丸扭转患者肿胀阴囊照射不透光。

4. 患了睾丸扭转需要做哪些检查?

睾丸扭转是泌尿疾病中的一种急症,怀疑患了睾丸扭转应立即进行一些检查,根据检查结果尽快确诊,尽快给予治疗。常用的检查项目如下。

(1)体格检查:初期体格检查阴囊肿大,触之有痛感。发生扭转后,先出现静脉回流受阻,睾丸淤血,继而动脉闭塞,睾丸缺血肿胀,睾丸和附睾界限不清。

（2）多普勒超声仪血流测定：多普勒超声仪血流测定可灵敏地检测出睾丸血流的变化，这是一种快速、简便、无创伤、无痛苦并可反复进行的检查，诊断准确率高达81%～90%。若睾丸血运差，即可确诊为睾丸扭转。

5. 为什么说"蛋蛋疼痛"无小事?

小儿诉说"蛋蛋疼痛"家长不可轻视，要及早就医，若是"蛋蛋疼痛"引起的睾丸扭转情况十分紧急，其抢救的黄金时间为6小时，若睾丸扭转超过6小时，扭转睾丸的血运即不可恢复，导致睾丸坏死，需要手术切除，所以发生睾丸扭转后，应及早就医。

6. 睾丸扭转如何治疗?

治疗睾丸扭转方法包括手法复位和手术复位两种。

（1）手法复位：一般在患病初期可以试行，但不建议患者自行操作且临床也很少使用。复位成功后建议患者平卧并用软衣物托起阴囊，让患侧睾丸充分休息。术后可以冰敷，以减轻疼痛和水肿。

（2）手术复位：确诊睾丸扭转后，应争取时间立即手术。将扭转的睾丸复位后观察血运正常，再行固定，如术中发现睾丸血液循环未改善，应切除睾丸。多数学者认为需同时进行对侧的睾丸固定术。

7. 睾丸切除后会影响性生活和生育能力吗?

睾丸是男性最重要的性器官，它制造精子，分泌雄激素。睾丸有疾病可以导致男性性功能下降，导致不育。睾丸是双侧的，如果单侧睾丸切除，另一侧睾丸功能正常，也不会影响男性生育和性功能，但另一侧睾丸功能异常，则会影响生育。

8. 睾丸切除术后应该注意什么?

睾丸切除术后，如果术后不注意护理，容易引起肿胀、伤口出血、伤口感染、伤口不愈合等并发症，术后精密细致的护理可以减少并发症的发生，促进早日康复。手术后应该注意以下几点：避免剧烈运动；多饮水，多吃新鲜蔬菜、水果;术后阴囊托起,穿宽松棉质内裤;保持伤口敷料清洁干燥,注意观察伤口局部渗血情况,如有不适,及时就医;注意休息,生活规律。

9. 生活中如何预防睾丸扭转?

睾丸扭转好发于儿童及青春期男性,所以在这个时期,男性应注意自己的睾丸状况,如突然出现阴囊肿胀、疼痛,应考虑到睾丸扭转的可能,及时去医院检查诊治。大多数睾丸扭转无任何先兆。有些先天睾丸发育不良及下降不全的男性,有潜在发生睾丸扭转的风险,这些人群日常体育锻炼时应避免剧烈运动。另外,不妨定时体检,更加了解自己的身体状况,有助于预防睾丸扭转。

(四)隐睾症

1.“小蛋蛋”怎么少了?

小蛋蛋(睾丸)在正常发育过程中会从腹膜后下降至阴囊,如果没有出现下降或下降不全,阴囊内没有小蛋蛋或只有一侧有小蛋蛋,称之为隐睾症,临床上也称为睾丸下降不全或睾丸未降。多为单侧,以右侧未降为主,约15%为双侧,表现为一侧或双侧阴囊空虚。早产儿发病率约为30%,健康新生儿约为3%。因此,宝宝刚出生时,家长要及时检查宝宝的小蛋蛋是否在阴囊内,若没有,应及时到医院检查。有一部分男士,因结婚后不育,在接受必要的检查时,偶然发现自己的睾丸没有在它们应该在(阴囊内)的岗位上,而是在“肚子”里安了家。

2.“小蛋蛋”少了,会丧失生育能力吗?

小蛋蛋(睾丸)生精组织对温度敏感,正常时阴囊内温度较体温低 1.5 ~ 2 ℃,若睾丸未降入阴囊,则较高的体温会影响睾丸的发育,损害生精上皮,影响精子的生成,从而影响他们成年后的生育能力,给患者的生殖健康造成严重的危害。要想判断隐睾患者是否还有生育能力,首先要区分是双侧隐睾还是单侧隐睾,以及隐睾的位置。一般来说,多数(60% ~70%)的单侧隐睾患者的另外一侧已经下降的睾丸功能往往是正常的,并可能在功能上起部分代偿作用(一个小蛋蛋"负担"起2个小蛋蛋的重任),因而可以产生精子,可能自然生育。比较准确判断隐睾患者生育能力的方法是进行直接的精液分析,看看精液内是否有精子、有多少精子以及精子的功能状态。

3. 为什么说要尽早让"漂泊"的"小蛋蛋"回家?

隐睾易发生恶变,恶变率为正常人的 25 ~ 40 倍,危及患者的生命,因此要做到早发现,早诊断,早治疗。隐睾患儿 1 岁以内的,睾丸有自行下降至阴囊的可能,若未能下降,应开始内分泌治疗。可使用促性腺激素释放素(GnRH)戈舍瑞林或绒毛膜促性腺激素(HCG)治疗。如仍失败,应于 2 岁前手术,可避免睾丸发生恶变。3 ~ 10 岁间手术虽可降低恶变率,但仍明显高于正常人;而 10 岁后手术则不能降低恶变率。隐睾手术原则为:如睾丸发育好,则行下降固定术;如睾丸已萎缩,应做切除。

(五)尿道下裂

1. 如何知晓孩子得了尿道下裂?

尿道下裂是小儿泌尿系统常见的畸形。是先天性尿道发育不健全所致,这些孩子常常表现为尿道开口于正常位置(龟头顶端中央)的下端,可开口于阴茎腹侧的任何部位,如果发现孩子出现下列异常,说明孩子患有尿道下裂。

(1)异位尿道口:尿道口分布在尿道口至会阴部连线上。

(2)阴茎下弯:多数患儿阴茎发育小,可伴有阴茎向腹侧弯曲。

(3)包皮异常分布:阴茎头背侧包皮呈帽状堆积,腹侧包皮在中线未能融合而呈"V"形缺口。

(4)排尿形态异常:排尿时尿道口尿液喷溅,甚至患儿需蹲位排尿。

2. 尿道下裂有哪些类型?

按尿道开口位置分 5 型。

（1）阴茎头型：尿道开口在冠状沟腹侧中央。此型除尿道开口较窄外，一般不影响排尿和性交功能，可不手术治疗。

（2）阴茎型：尿道外口开自于阴茎腹侧，需手术矫正。

（3）阴茎阴囊型：尿道开口于阴囊阴茎交界处，阴茎严重弯曲。

（4）阴囊型：尿道外口位于阴囊。

（5）会阴型：尿道外口位于会阴，外生殖器发育极差，阴茎短小而严重下曲。

3. 尿道下裂会影响排尿吗？如何治疗？

会影响排尿。尿道下裂阴茎头型除尿道开口较窄外，一般不影响排尿和性交功能，但其他类型患儿排尿时尿道口尿液喷溅，甚至患儿需蹲位排尿。尿道下裂的治疗方法根据其类型而定，阴茎头型因为有良好的尿柱且维持正常的方向，则顺其自然不需手术矫治。而其他类型的尿道口狭窄，影响排尿者，则需实施尿道口切开术。

4. 患了尿道下裂会影响生育吗？

患了尿道下裂，如果不进行正规治疗，会影响生育。由于尿道下裂已致尿道口位置异常，阴茎弯曲，不能正常排尿和性生活，需要手术治疗。

5. 尿道下裂的最佳治疗时机是什么时候？

手术治疗是目前治疗尿道下裂的最佳方法，其目的是为了恢复阴茎的排尿和性交功能，有两个手术时机。

（1）2～15个月，好处在于患儿在此年龄段尚无性别意识，也并不能意识到手术是一种创伤；但此时阴茎较小增加手术难度，并发症不好估量。

（2）3～4岁，好处在于从此年龄段开始治疗，在患儿入学前即可以结束治疗；阴茎短小并发症可通过药物治疗，此年龄段愈合较快。

6. 尿道下裂的手术方法有哪些？

尿道下裂的矫治手术分为一次成形术和分期手术。由于尿道下裂患儿情况各不相同,一般应根据有无阴茎下弯、尿道口的形状及位置、包皮及阴茎皮肤多少、阴茎及阴囊大小、术者经验来选择手术方式。

（1）一次成形术:目前对尿道下裂的修复多主张一期完成。适用阴茎轻度下弯,在一次手术完成阴茎下弯矫正,消除阴茎背侧包皮堆聚,重建尿道,并使尿道开口于阴茎头的正常部位。

（2）分期手术:在现今尿道下裂治疗中仍有重要地位。适用于阴茎重度弯曲、阴茎阴囊发育差,多次尿道下裂手术失败者。第一期矫治阴茎下曲,包皮由背侧转移到腹侧,为尿道重建手术提供条件。第二期手术在距第一期手术半年后进行,利用阴茎腹侧包皮建造新尿道,使尿道开口于阴茎头部。

7. 尿道下裂手术后应该注意什么?

术后护理对手术成败的影响甚大。术后的护理应注意以下几点。

（1）保持局部敷料清洁干燥,保留压迫性敷料至少 3～5 天,注意观察阴茎头颜色,防止由于阴茎包扎过紧影响血液循环。

（2）保持导尿管的通畅,术后留置尿管能起到引流尿液及支撑新尿道的作用,一般留置 7～10 天。要注意多饮水,以冲洗新尿道,并注意经常挤捏尿管,避免尿管堵塞,损伤已愈合的成形尿道。

（3）活动与休息,应以卧床休息为主,术后避免剧烈活动。

8. 孕期能否发现胎儿有尿道下裂?

理论上认为规律的产前检查有助于该疾病的早期发现。在尿道下裂中,阴茎筋膜和皮肤在孕期 8～14 周发育过程中未能在阴茎腹侧正常发育,尿道沟融合不全时可形成尿道下裂,孕妇应在围产期进行科学的围产保健和规律的产前检查,从最早筛查开始。

尿道下裂是小儿常见的先天尿道畸形,孩子出生后一旦发现尿道下裂,家长应带孩子尽早就医,选择合适的手术时机和手术方式,有助于患者的顺利康复。术后随着孩子的长大,也应该定期到医院随访复查,以追踪观察排尿和阴茎发育情况。

（岳山山　王燕　闫妍　王连竹　李剑梅　朱晨迪）

参考文献

[1]张凯,白文俊,商学军,等.泌尿男科医师应用《CUA前列腺炎诊断治疗指南》诊疗CPPS的调查[J].中华男科学杂志,2013,19(2):127-131.

[2]朱桂香,李莉莉,蒙美英,等.饮食指导在泌尿系结石术后护理的效果探究[J].健康必读(下旬刊),2013(8):269-270.

[3]刘海华,张亚强.泌尿系结石中西医结合研究概述与展望[J].北京中医药,2013,32(7):553-555.

[4]陶荣镇,杨杰,宋日进,等.Bricker与Wallace输尿管回肠襻吻合方式的疗效比较[J].现代泌尿外科杂志,2016,21(10):759-763.

[5]叶定伟,朱耀.中国前列腺癌的流行病学概述和启示[J].中华外科杂志,2015,53(4):249-252.

[6]韩苏军,张思维,陈万青,等.中国前列腺癌发病现状和流行趋势分析[J].临床肿瘤学杂志,2013,18(4):330-334.

[7]何秀梅,齐娟,李瑾,等.快速康复外科护理与传统护理在腹腔镜膀胱全切回肠代膀胱术围手术期中的应用研究[J].当代护士(中旬刊),2017(10):32-34.

[8]韩苏军,张思维,陈万青,等.中国膀胱癌发病现状及流行趋势分析[J].癌症进展,2013,11(1):89-95.

[9]那彦群,叶章群,孙颖浩,等.中国泌尿外科疾病诊断治疗指南[M].北京:人民卫生出版社,2014.

[10]王英,朱卫国.血液透析自我管理手册[M].北京:化学工业出版社,2017.

[11]尤黎明,吴瑛.内科护理学[M].3版.北京:人民卫生出版社,2017.

[12]王兰,曹立云.肾脏内科护理工作指南[M].北京:人民卫生出版

社,2015.

[13]刘志红,刘章锁.慢性肾脏病病因面面观[M].郑州:郑州大学出版社,2013.

[14]郑静晨,张建荣.呵护你的肾脏[M].北京:中国科学技术出版社,2015.

[15]林惠凤.实用血液净化护理[M].2版.上海:上海科学技术出版社,2016.

[16]左力.血液净化手册[M].北京:人民卫生出版社,2017.

[17]肖光辉,王玉柱.血液净化通路一体化管理手册[M].北京:北京航空航天大学出版社,2018.

[18]向晶,马志芳.血液透析专科护理操作指南[M].北京:人民卫生出版社,2014.

[19]丁炎明,曹立云.血液净化护士必读[M].北京:人民卫生出版社,2017.

[20]孙世澜,余毅,张燕林.血液净化新理论新技术[M].郑州:河南科学技术出版社,2017.

[21]丁炎明.临床常见疾病健康教育手册[M].北京:人民卫生出版社,2018.

[22]韩远鹏,孙俪.泌尿外科后腹腔镜手术的护理对策分析[J].实用临床护理学电子杂志,2018,3(39):39-40.

[23]李乐之,路潜.外科护理学[M].6版.北京:人民卫生出版社,2017.